뛰니까
살맛
납니다

뛰니까 살맛 납니다

초판 1쇄 인쇄 _ 2023년 4월 5일
초판 1쇄 발행 _ 2023년 4월 15일

지은이 _ 이종욱

펴낸곳 _ 바이북스
펴낸이 _ 윤옥초
책임 편집 _ 김태윤, 박하원
책임 디자인 _ 이민영

ISBN _ 979-11-5877-339-7 03510

등록 _ 2005. 7. 12 | 제 313-2005-000148호

서울시 영등포구 선유로49길 23 아이에스비즈타워2차 1005호
편집 02)333-0812 | 마케팅 02)333-9918 | 팩스 02)333-9960
이메일 bybooks85@gmail.com
블로그 https://blog.naver.com/bybooks85

책값은 뒤표지에 있습니다.
책으로 아름다운 세상을 만듭니다. ─ 바이북스

미래를 함께 꿈꿀 작가님의 참신한 아이디어나 원고를 기다립니다.
이메일로 접수한 원고는 검토 후 연락드리겠습니다.

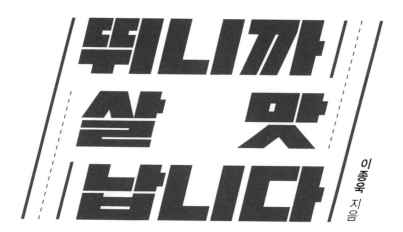

뛰니까 살 맛 납니다

이종욱 지음

바이북스
ByBooks

오늘도 또 달립니다

50대 성인, 그중에 남자들이 모이면, 어떤 이야기로 시작하든지 자연스럽게 건강에 관한 주제로 빠지기 마련이다. 늘어난 체중으로 다이어트에 도전했다가 실패한 이야기부터 고혈압, 당뇨 등 각종 성인질환 이야기를 경쟁적으로 늘어놓다 보면, 자연스럽게 '꼭 운동해야지!' 하고 결심하지만 막상 실천이 쉽지 않다.

나도 그런 날들을 보내왔다. 특히 사람을 좋아하고 친구들과 술 한잔 하는 것을 즐기는 데다가, 일에 대한 욕심으로 무리하다 보니 뇌출혈로 쓰러지는 아찔한 상황까지 겪었다. 병원에 누워 있게 되어서야 삶에 대한 무상함을 느끼며 깨달았다. '이제 달라져야겠구나! 그리고 그동안 미뤄왔던 운동도 시작해야겠다.'

그런 나에게 운명처럼 찾아온 운동이 바로 마라톤이다. 풀코스는 차치하더라도 하프코스도 보통은 몇 시간을 달려야 하니 보통 사람들은 왜 하는지 도무지 이해할 수 없을 것이다. 우선 달리는 것 자체가 힘든 데다가 그렇게 긴 시간을 달리는 것에 아무런 흥미를 찾을 수 없기 때문이다.

그러나 나는 자신 있게 마라톤으로 내 인생이 달라졌다고 말할 수 있다. 일단 잃었던 건강을 되찾았고, 나 자신을 돌아볼 수 있는 시간을 가지게 되었으며, 인생의 후반을 여는 자신감을 얻게 되었기 때문이다.

처음에는 어떤 복장을 입어야 하는지, 무슨 신발이 오래 달리기에 편한지도 모른 채 무작정 뛰기 시작했다. 그래서 하프코스는 고사하고 10km조차 뛰는 것도 쉽지 않았다. 그렇게 몇 년을 꾸준히 노력하다 보니, 지금은 풀코스 마라톤을 20번 넘게 완주했고 그 결과 여러 개 메달을 자랑스럽게 내놓을 수 있게 되었다.

마라톤의 장점은 한둘이 아니다. 우선 달리기가 체중과 건강관리에 큰 도움이 되고, 자주 달려서 익숙해지면 러너스하이라고 하는 극한의 즐거움도 체험할 수 있다. 고가의 장비를 갖추거나 특정한 장소를 찾아가지 않아도 주변에서 30분 정도 달릴 수 있는 곳을 찾는 것은 일도 아니다. 의지만 있으면 누구나 할 수 있는 운동인 셈이다.

특히 전국에서 일 년 내내 다양한 마라톤 대회가 열리고 있어서 자신의 실력을 테스트해볼 기회도 많다. 그곳에서 다른 사람들이 달리는 것을 보면, 자극을 받아 한 단계 업그레이드되는 기회가 된다. 그래서 여기에 지금까지 내가 체득한 마라톤에 관한 여러 가지 팁을 자세히 밝혀놓았다.

얼마 전 시골로 내려와 인생 2막을 시작한 내게 마라톤은 나와 늘 동행하는 소중한 친구다. 한적한 길을 달리면서 보는 풍경도 좋지만, 그 시간 동안 오로지 나 자신과 마주하는 귀한 경험을 하게 된다. 그리고 힘겨운 달리기를 마치고 마시는 물 한 모금은 무엇과도 바꿀 수 없다.

이렇게 키운 체력과 자신감을 바탕으로 남은 인생은 다른 사람들을 도우며 살고 싶다는 꿈을 이루고자 한다. 현재 나는 전국퇴직금융인협회 금융해설사로 금융소외계층 및 사회취약계층을 위한 금융컨설턴트 및 강사로 활동 중이다. 30년간 금융인으로 일한 경험으로 아무래도 은행 문턱이 높은 분들에게 도움이 되고 싶다.

흔히 인생을 마라톤에 비유한다. 나도 이제 반환점을 돌아 피니시라인으로 달려가는 중이다. 지금까지 쉬지 않고 달렸지만, 오늘도 또 달린다. 왜냐하면 뛰니까 살맛 나기 때문이다. 여러모로 힘들고 살맛 나지 않는 요즘이기에, 그런 분들일수록 꼭 한번 달려보라고 권한다. 그 즐거움과 효과는 이 책의 마지막 장을 넘기는 순간 확신으로 다가올 것이다. 오늘도 파이팅 하길 기원한다.

뛰니까 살맛 납니다

Part 2
기나긴 길 끝의 반환점을 돌아오면서

Part 3
뛰고 있는 한 모두가 승자

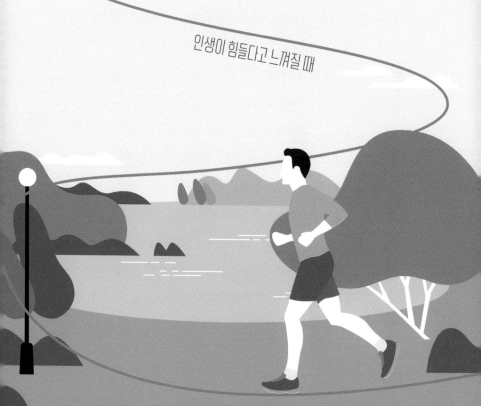

Part 1

느닷없이 뛰고 싶어졌다

인생이 힘들다고 느껴질 때

뇌출혈요?
알겠으니 회사 좀 다녀올게요

2008년, 여느 날과 같이 야근을 했고 너무 피곤해 24시간 하는 사우나를 갔다. 사우나방에도 가보고 열탕에도 들어가고 냉탕에도 들어갔다. 그런데 피곤은 줄어들지 않고 더 심해지고 더 노곤해졌다. 피로가 해소되지 않았다. 게다가 등을 바늘로 콕콕 찌르는 듯한 느낌을 받았는데, '자고 나면 낫겠지'라는 무심한 긍정으로 잠자리에 들었다.

다음 날 출근을 하는데 술을 마시고 만취가 된 사람처럼 중심을 잡지 못하고 버스에 쿵, 벽에 쿵 하며 우여곡절 끝에 회사에 도착하여 회의에 겨우 참석하게 되었다. 그런데 회의 도중 동료들이 내 말이 어둔하면서 발음이 좀 샌다고 병원에 당장 가보는 게 좋겠다고 하는 것이 아닌가!

병원으로 가는 도중에도 택시문을 열다가 택시에 쿵, 병원 기둥에도 쿵 부딪히고, 겨우 병원 원무과에 도착하여 간신히 접수를 했다.

뛰니까 살맛 납니다

병원에서도 상태가 매우 좋지 않다는 것을 알았는지 바로 진료를 했다. 의사가 진료 도중 걸어보고 두 손을 마주쳐 보라는 등을 지시하였다. 그러더니 "뇌졸중인 것 같다"고 당장 보호자에게 전화해서 입원하라고 했다. 의사가 "이 몸으로 어떻게 왔어요? 균형감각이 없었을 텐데…."라는 말을 했다. 놀라서 온 아내의 도움으로 태어나서 처음 뇌졸중 병동에 입원했다.

입원을 하니 직장의 상사와 직장동료들, 은행의 친한 동기들, 가까운 친척, 동네 주민들, 지인 등 많은 분들이 와서 걱정과 응원을 해주었다. 그런데 병문안 온 분들의 행동 때문에 아내가 속상해 했다. 직장에서 병문안 겸 서류를 가지고 와서 나에게 업무에 관한 일을 물어보는 것이 아닌가.

뇌출혈환자 병문안을 와서 업무 관련한 일을 묻는 직장동료들을 보고 아내는 많이 화가 난 듯했다. 워낙 내색하지 않는 사람이지만 그날은 유독 화가 난 모습이었다. 사실 내가 쓰러지기 전 집단대출 업무를 하고 있었는데, 일에 무관심하고 책임감 없는 직장상사가 있어서 거의 나 혼자 일을 하다시피 했다. 내가 쓰러지니 업무가 안 돌아가서 서류를 부득이 병원에 들고 와서 물어보는 것이었다. 동료들이 가고 난 뒤 아내에게 설명했지만 "아무리 생각해도 이해가 안 간다고!"라며 화를 내면서 말했을 때 '가족은 가족이다'라는 생각과 함께 아내에게 고마웠다.

1989년도에 은행에 들어와 19년이 넘는 시간 동안 회사에 결근한 적이 없었다. 아내와 어린 아들과 딸이 있어서 그런지 입원한 상황에서도 직장에 오래 나가지 않은 불안함이 밀려왔다. 살면서 누구에게나 본인이 선택할 수 있는 상황도 오고, 자연의 섭리로 내가 선택할 수 없는 상황이 오기도 한다. 나에게는 뇌출혈이라는 친구가 갑자기 찾아와서 선택할 수 없는 상황을 맞게 되었다.

잦은 야근과 음주, 스트레스 누적 등 나쁜 습관으로 뇌출혈이 와서 수술을 하고 휴직계를 낸 후 병원과 집에서 재활을 하고 있었지만, 마음은 늘 회사에 가 있었다. 출근을 오래 하지 않으면 내 자리가 없어지지 않을까 하는 쓸데없는 염려로 힘들었다. 직장생활을 하면서 이렇게 회사를 오래 안 나가본 적이 없었다.

마음이 급해서 회사에 복직 신청을 했다. 완전히 다 낫지는 않았지만, 마음이 너무 힘들어서였다. 그래서 회사에서 죽더라도 나가고 싶었다. 그때 당시에는 상고 출신은 가방끈이 짧아서 잘릴까 봐 더 그랬다. '회사에서 열심히 일하다가 쓰러졌다 해도 아프면 안 된다.' 회사는 개인사정을 들어주지 않는다는 것, 냉정한 논리로 움직인다는 것을 나는 이미 알고 있었기 때문이다. 회사에 연락해서 다 나았다고 일할 수 있다고 말했다.

복직승인을 받고 발령을 받았는데, 집에서 한 시간이나 소요되는 먼 거리로 발령을 받았다. 사실 인사담당자에게 많이 서운했었다. 집단대출업무를 혼자 밤늦게까지 맡아 과로한 것이 쓰러진 원인

중 비중이 큰데, 배려는커녕 원거리로 발령이 나서였다. 19년이란 오랜 세월을 충성하다가 쓰러졌는데도 조직과 사회는 냉정했다. 그래도 목구멍이 포도청인 것을 어찌하겠는가? 만약 다시 뇌출혈이 오면 반신 마비가 와서 일을 할 수 없고 일상생활도 힘든 게 사실인데, 그래도 회사를 나갈 수 있다는 것이 얼마나 다행인가! 참 복이 많다고 위로했다.

아프기 전의 나는 부정적이고 예민해서, 늘 나의 주장이 옳고 판단이 맞다고 생각하면서 살았다. 그런데 크게 아프고 나서 마음을 내려놓게 되었다. 그리고 지나온 삶에 대한 후회를 많이 했다.

뇌출혈로 아프고 난 뒤로는 1년 전 돌아가신 아버지 생각이 많이 난다. 길을 걷다가도, 밥을 먹을 때에도, 화장실을 갈 때에도 보고 싶어서 너무 힘들었다. 아버지는 병마와 싸우시다가 암이라는 사실을 알게 된 지 10개월도 안 되어 돌아가셨다.

나는 젊을 때 대구에서 서울로 올라와서, 바쁘다는 핑계로 아버지가 돌아가시기 전까지 명절 외에는 대구에 자주 내려가보지 못했다. 어릴 적에도 아버지께서 엄하고 과묵하셔서 대화가 별로 없었다. '돌아가시고 난 뒤 후회하면 뭐 하고 서럽게 울면 뭐 하리, 이 세상에 없는 분이신데.' '같이 있을 때 아버지 등도 밀어드리고 내가 다가가서 대화를 많이 해드렸더라면, 가족들을 위해 일하시면서도 덜 외롭고 덜 힘들었을 텐데…' 하는 후회가 많았다. 그래서 더 마음이 아팠다.

아버지는 대구에서 형이 근무하는 큰 병원에 입원하고 계셨지만 내가 근무하는 지역인 서울이 더 나을 수도 있을 것 같아서 모 병원에 어렵사리 제일 빠른 날짜로 예약을 잡았다. 폐암은 빠른 속도로 악화되고 전이도 된다고 들어서 서둘러 진료를 보게 되었다. 아프신 아버지와 한참을 기다리다가 상담을 하는데, 이젠 어렵다는 무성의하고 간단한 대답으로 진료가 5분도 안 되어 끝났다.

아들로서 너무 화가 났다. 만약 역지사지로 담당의의 아버지가 그런 상담을 받았다면 화가 나지 않았을까? 상담할 때 안타까워하고 간단하게라도 힘내시라는 응원의 메시지를 덧붙이는 것이 그리 힘들었을까? 물론 하루에도 수십 명 아픈 사람들을 상담하느라 힘든 것은 이해한다. 나 역시도 감정노동자로 서비스 직종이어서 충분히 가능할 수 있지만, 많은 시간을 내달라고 한 것도 아닌 간단히 공감해주는 게 그렇게 어려운 일인가 싶었다. 아무리 바쁘고 힘들더라도 오늘 내일 하는 분을 그렇게 냉정히 어렵다는 말로 끝내버리다니 한바탕하고 싶었다.

아버지는 생전에 건축일을 하셨다. 그래서 집을 철거할 때 나오는 석면가루를 하루 종일 마시면서 일했다. 내가 그것을 처음 알게 된 것은, 군에서 휴가를 나와 아버지가 하시는 건축일을 도와주고자 어느 경찰서장님의 집을 수리하러 갔을 때였다. 지하의 일부 벽을 철거하는 과정에서 나온 석면가루가 지하의 창가 빛 사이로 먼지처럼 뿌옇

게 날리고 있는 것이 아닌가? 처음에는 먼지인 줄 알았는데, 먼지와 함께 석면가루가 날리는 것이라고 아버지께서 말씀해주셔서 알게 되었다. 미세한 가루여서 마스크를 쓰고 있어도 완전히 막아 주지는 못하기 때문에 몸속으로 들어가서 폐에 박히는 것이다. 그 일을 아버지는 한평생을 하셨다. '한평생'이라는 단어에 눈물이 난다.

그러던 어느 날 평소처럼 자전거를 타고 새벽 일찍 날이 밝기 전에 매일 일을 나갔다가 끝나고 집으로 오는 길에 넘어지셨다. 갈비뼈에 금이 간 것 같아서 병원을 갔는데 갈비뼈에는 이상이 없고 폐에 종양이 있는 것 같다고 해서 정밀 검사를 받았다. 청천벽력 같은 진단이 나왔다. 폐암2기라는 것이다.

지금 생각해보면 '자전거를 타시다가 넘어지지 않으셨으면 혹시 살아계시지 않았을까? 좋은 음식 섭취, 운동 등으로 남들 하는 건강 관리를 하고 있었다면 자연치유로 그냥 지나갈 수도 있지 않았을까?' 하는 생각이 든다. 아는 게 병이라는 말도 있지 않은가! 내가 무리한 생각을 하고 있는 것은 아닌지 두렵지만 내 경험에 비춰 그런 아쉬움을 접을 수 없다.

나는 요즘 〈나는 자연인이다〉를 즐겨 본다. 인간 세상 속에 온갖 힘든 일을 다 겪고 마지막에 산으로 가는 사람도 있지만, 병원에서 질병으로 몇 달 못 산다는 분들이 최후의 보루로 자연을 찾은 사람들이 상당수이다. 거기에서 의사들도 못 고치는 병을 자연의 도움으로 몸이 스스로 자연치유하고 있다. 그래서 '인간이 지배하지 못하고 알지 못하는 거대한 자연에서 아버지가 사셨더라면 낫지 않았을까?' 하는 생각이 간혹 든다. 아버지가 항암치료를 받지 않으시고 자연의 순리를 겸허히 받아들면서 산이나 강에서 마음 편하게 사셨다면 하는 가정을 수없이 해본다.

뇌졸중으로 치료를 받고 또 아버지를 간호하는 시간 동안 삶과 죽음에 대해 많은 생각을 했다. 시기는 각자 다르지만 '사람이라면 모두가 예외 없는 사형수'라는 건 누구나 아는 사실이다. 그러나 대부분의 사람들이 그건 남의 일인 것처럼 하루하루를 악착같이 살아간다. 내일 내게 어떤 일이 일어나서 이 세상에 없을지도 모르는 인생을 우리는 뻔히 알면서도 영원히 살 것처럼 착각 속에 살아간다.

아버지께서 돌아가시기 전 왠지 느낌이 좋지 않아서 일주일 휴가를 냈다. 대구에 내려가서 일주일 내내 입원 중인 아버지 곁에 있었다. 그렇게 강인하시고 일상에 말수가 없으신 아버지께서 같은 암 병동에 입원해 있는 사람들과 대화를 많이 하셨다. 특히 암에 좋은 약이나 음식들에 대해 상당히 관심을 보이시면서, 처음 병을 알았을 때보다도 시간이 갈수록 살고 싶어 하셨다. 사람은 죽음 앞에 나약하고 죽음을 두려워하는 것 같다. 직접적으로는 말씀하지 않으셨지만 사람들과 대화 속에서 그런 감정을 느낄 수 있었다.

일주일 휴가가 끝나기 전날 어쩔 수 없이 다음 날 서울 올라갈 준비를 했다. 그런데 그날 급격히 병세가 위중해져 호스피스 병동을 알아보기로 했다. 그간 아버지는 자식들 돈 나간다고 1인실 병동을 극구 반대하고 6인실을 고집하셨다.

병원 측과 병동 이전 협의가 끝나고 다음 날 병실을 옮길 준비를 한 후 서울로 올라가려고 있는데, 아버지께서 호흡곤란이 와서 산소 마스크를 했다. 주치의가 와서는 "마음의 준비를 서서히 하셔야 할 것 같다"는 말을 했고, 간호사는 나에게 "눈을 뜨지 못하고 말을 못하셔도 사람이 죽기 전까지는 귀는 열려 있으니 자녀분들이 말을 하면 들으신다"고 말해주고 갔다. 그 말을 듣는 순간 간호사분의 말은 고마우면서도 이제 아버지와 이별을 해야 된다고 생각하니 가슴이 멎는 것만 같았고 말로 형용할 수 없는 아픔이 찾아왔다.

"아버지, 그동안 너무너무 고생 많으셨습니다. 외로워 마세요. 저도 오래 걸리지는 않을 겁니다. 다른 세상으로 갈 때 비록 몸은 아버지 곁에 못 갈지 몰라도 저의 영혼은 꼭 아버지 곁으로 빨리 뛰어가서 외로움을 덜어드리겠습니다. 그때 이승에서 아버지와 아들로서 못다한 이야기 나누면서 행복하게 살아요. 아버지 정말 감사했고 너무너무 사랑합니다"라고 귓가에 대고 말씀을 드리니, 이 말을 듣고 눈가에 한없는 눈물을 흘리셨다.

아버지의 위중함을 중국에 있는 동생에게 알리니 몇 시간도 안 되어 동생이 입국했다. 아버지는 호스피스 병동으로는 못 가시고 1인실로 옮겼고, 동생이 오자마자 몇 시간도 안 되어 제일 사랑하는 장남 형의 어깨에 안겨서 돌아가셨다. 아마도 막내아들을 기다리신 것 같았다. 정말 하늘이 무너지는 줄 알았다. 정신없이 그 자리에 주저앉아 엉엉 울었다. 15년이 지난 지금도 그때를 생각하면 목이 메고 눈물이 난다. 아직도 나의 뇌리에 생생히 살아 있는 영상이고 죽기 전까지 지울 수 없는 영상이다.

미리 봐둔 양지바른 곳에 아버지를 모시고 가족들과 서울로 올라왔다. 그날 저녁 혼자 노래방을 갔다. 맨정신으로는 있을 수가 없어서 맥주 한 캔을 시켰다. 노래방에 있는 〈아버지〉라는 노래를 찾아보니 40여 곡이 되는 듯했다. 아버지 노래를 모두 신청하여 정신없이 누르니 첫 곡으로 나온 인순이 가수의 〈아버지〉를 들으면서 한없이 울었다. 태어나서 그렇게 몇 시간을 울어본 적은 처음이었고, 돌아가시고도 몇 년 동안은 누가 아버지 얘기를 하지 않았는데도 길을 걸어도 밥을 먹어도 무엇을 해도 아버지가 떠올라 울컥하고 눈물이 났다.

그런데 아버지가 돌아가시고 다음 해에 나에게 뇌출혈이란 친구가 찾아왔다. 삶이란 무엇일까? 어떻게 살아야 제대로 된 삶을 살아갈 수 있을까? 수시로 고민을 해본다. 그래서 아프지 않게 마라톤도 하고 헬스도 하고 나름대로 몸 관리를 잘하려고 꾸준히 노력하고 있다. 죽기 전까지 내 몸 하나 잘 관리하다가 다른 세상 가는 것도 복일 것이다. 나의 복은 내가 만들어나가야 할 것이라고 생각한다. 하물며 가까운 가족도 대신해 줄 수는 없다.

나는 지금도 달릴 때마다 아버지를 생각한다. 그리고 힘들 때마다 아버지에게 도와달라고 한다. 생전에는 말씀이 없고 엄하셔서 대화를 많이 못 했지만, 이 세상에 안 계시는 지금은 어느 누구보다도 대화를 많이 하고 있고 꿈에서도 가끔 뵐 수 있어서 행복하다. 앞으로도 내가 사랑하는 달리기를 하면서 내가 제일 사랑하는 아버지와 대화할 생각이다.

정신 차리려면 아직도 멀었네

가족들은 내 건강을 걱정했고, 특히 아내는 조금 나아졌다고 뇌출혈 이후에도 술을 마시고 다니는 나에게 걱정 한가득 담은 잔소리 폭격을 퍼부었다. 예전처럼 일을 하면서 술을 마셨지만, 마음 한구석에 불안감이 파고드는 건 어쩔 수 없었다.

뇌출혈이 준 불안함의 선물을 잊은 채, 주중에는 직장에 다니느라 마시지 못했지만 밤이 되면 또 술 생각이 나기 시작했다. 조금 일찍 끝나도 약속을 잡아 지인들과 술을 많이 마셨다. 주말에는 고등학교 졸업으로 은행에 들어와서 못다 한 학업을 더 하고 싶어 학점인정제 대학을 다녔는데, 거기서도 점심시간에 막걸리, 소주 가리지 않고 마셨다.

늦은 나이에 대학에 들어가 공부를 하면서 나와 생각이 맞는 사람과 친해져 점심시간에 반주로 마시는 막걸리 한잔은 꿀맛이었다.

뛰니까 살맛 납니다

그렇게 술을 먹고 오후 수업을 들어가도 교수님들은 술을 마신지도 몰랐다. 얼굴에 티가 나지 않는 편이다. 그런데 함께 마신 학우는 조금만 마셔도 얼굴이 빨개져서 다른 사람들이 혼자 다 마셨냐고 놀리기 일쑤였다.

주말에 공부를 같이하는 학우들 중에 술을 같이 하는 친구와 나이 연식으로는 넘버 1, 2 정도는 되니, 나이가 어린 학우들은 속으로는 어떻게 생각할지 몰라도 그저 "형님들 건강이 걱정됩니다"라는 정도이지 낮술을 마시지 말라고 하지는 않았다. 지금 생각하면 주말에 나와서 공부하는 열공이들인데 민폐를 준 것 같아서 미안한 마음이다.

주말에만 술을 마신 것은 아니었다. 조금 살 만해지니 아프기 전과 같은 습관으로 돌아와 하루 일이 끝나면 거래처 지인들과 술 약속을 해서 마셨다. 내 병을 아는 지인들은 이렇게 또 술을 마시는 것을 걱정했다. 그것도 적게 마시는 것이 아니라 소주 한 병은 기본으로 먹고 2차를 갔다.

술을 마시고 다녀도 공부는 포기하지 않았다. 대학을 졸업하자마자 대학원에 진학했다. 주중에 일을 끝내고 집에서 서울까지 1시간 30분 이상 소요되는 거리여서 부담이 되긴 했으나 고 정주영 회장님께서 살아 계실 때 직원들 연수에서 한 유명한 어록인 "해보기는 해 봤어?"라는 말이 좋아 실천하기 위해 노력했다.

대학원을 다니면서 공부의 간절함은 더해졌다. 그런 생각을 늘 달고 있던 중에 같은 과이고 집 근처에 거주하는 학우를 알게 되었다. 어느 날 학기를 마치고 학우들과 같이 종강파티로 술을 한잔했다.

자리를 파하고 집에 가는 방향이 같아서 그 학우와 지하철을 같이 타게 되었다. 지금 와서 생각해보면 그것이 나에게는 터닝포인트가 된 것 같다. "금융감독원 금융교육 전문강사 모집이 있는데 한번 해볼 생각이 없어요?"라고 물어보길래 생각해보니, 그때까지는 내가 공부는 좋아해도 강사가 될 생각은 한 번도 한 적이 없었던 것이다.

술을 많이 먹고 집에 왔지만 강사 모집에 대한 미련이 남아 관련 포털 검색을 했다. 다음 주 서류심사를 하고 서류합격자에 대해 그 다음 주 연수 및 강의 시연 일정이 있었다. 핸드폰 일정에 내용을 메모하고 다음 날 회사에 출근하여 바로 일주일 휴가를 냈다.

우연인지는 몰라도 한 달 전부터 주말이면 강남에 있는 스피치 학원을 다니고 있었는데, 강사라는 목표가 생기게 되어 더욱 열심히 다녔다. 가르치는 선생님께 강사 지원을 말씀드렸고 많은 조언과 스킬을 배웠다.

강사를 해본 적도 없었지만 절실한 마음으로 지원서를 성실히 작성하는데, 향후 계획 등을 쓰다 보니 새벽 5시까지 시간 가는 줄 몰랐다. 강의 경력 등 출중한 사람들이 많았지만 하느님이 나를 보우하사 서류전형에 합격했다. 서류통과가 된 사람은 연수를 받으면서 각자 강의 시연을 해야 했다. 강의를 오래한 지원자들은 과거 강의

뛰니까 살맛 납니다

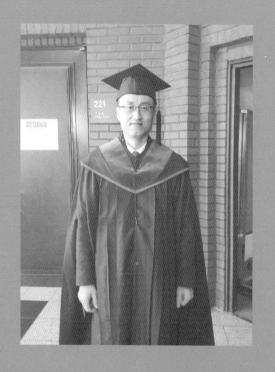

주중에 일을 끝내고 집에서 서울까지
1시간 30분 이상 소요되는 거리여서 부담이 되긴 했으나
고 정주영 회장님께서 살아 계실 때 직원들 연수에서 한 유명한 어록인
"해보기는 해봤어?"라는 말이 좋아 늘 실천하려고 노력했었다.

때 보관해둔 PPT 자료가 있어서 수월했겠지만 나는 맨땅에 헤딩을 해야 했다.

서류통과 후 직장에서 일을 마치고 와서 강의자료 준비 및 강의 시연 준비로 하루에 2시간 정도만 자거나 밤을 꼬박 새고 출근하기를 일주일 내내 했다. 그때는 내가 좋아하는 술도 생각이 나질 않았다. 사람에게 꿈과 도전이 있다는 건 참 좋은 일이다. 시간 가는 줄도 모르고 준비를 했다. 밤이 새도록 강의자료를 만들고 연습을 하고 다음 날 출근해서 일을 해도 전혀 힘들지 않았다.

드디어 연수 날이 왔다. 새로운 분야에 처음 도전해서 많이 긴장되기도 하고 설레었다. 연수를 충실히 받고 일주일째 되는 마지막 날은 오전에 필기시험을 보고 점심식사 후 오후에는 강의 시연 실기시험이 있는 일정이었다. 강사 경력이 우수한 분들이 많아서 그분들은 모두 식사를 하는 것 같았다. 반면에 나는 점심을 먹지 않고 강의자료를 외우고 또 외웠다. 그렇게 열심히 노력하여 하느님 부처님이 보우하사 최종합격이라는 영광을 얻게 되었다. 젊을 때 은행에 처음 합격했을 때보다 늦은 나이에 도전해서 결실을 얻은 것이 더욱더 기뻤다.

그러나 술을 먹는 나쁜 습관은 2015년에 마라톤을 시작할 때까지 계속되었고, 마라톤을 하고도 한동안은 적당한 술이 아닌 과음을 했다. 술을 워낙 좋아해서 2016년 조선일보 춘천 국제마라톤 풀코스를 달린 후 춘천에 응원 온 절친 사회동생과의 식사에서 소주 2병 이상을 먹고 24시간 하는 사우나를 갔다. 그리고 다음 날 새벽 5시에 일어나 출근할 정도였다.

운동하는 것은 좋지만 병이 재발하려고 작정을 한 것이나 다름이 없었다. 직장을 다니던 작년까지만 해도 분위기나 사람이 좋으면 폭음을 했다. 마라톤으로 건강을 찾아서 그런지 방심하고 마셨다.

지금은 은퇴를 했으니 다시 산다는 마음으로 남한테 "술을 많이 마셨네"라는 말을 듣지 않게 행동한다. 꼭 누구의 시선 때문이라기보다는 나를 위해서 운동과 책이란 친구 그리고 사회봉사활동, 컨설팅 업무에 매진하며 살고 있다.

이제는 술 많이 마시는 아빠가 아니라, 운동과 책, 사회봉사 및 금융소외계층 금융강의 및 금융컨설턴트, 공부를 통해 나 자신이 성장하는 일에만 충실하려고 노력 중이다. 더욱 성실한 아빠의 모습으로 늘 꾸준히 발전해나갈 것이다.

거의 술을 마시지 않다보니 자연히 술 생각도 사라진다. 술도 습관이다. 좋은 습관으로 바꾸기는 참 힘들다. 그러나 지금 나는 잠깐의 쾌락보다는 롱런하는 쾌락으로 습관을 바꾸어가고 있다. 또한 완고함과 고집을 타고나 웬만해서는 내 의견을 굽히지 않고 굳게 버티는 성격이었지만 단점이 될 수 있는 면모를 긍정적으로 승화하여 신념을 지닌 삶을 살려 한다. 사전적 의미로 보아도 '굳게 버팀'과 '굳

게 믿는 마음'이 결국 같은 뜻이 아닌가? 지금처럼 똥고집 안 부리고
살아가면 되지 싶다.

경험은 소중한 스승이지만 바보는 경험을 해도 배우지 못한다.

Experience is a dear teacher, but fools will learn at no other.

- 벤저민 프랭클린Benjamin Franklin

뛰니까 살맛 납니다

또라이가 아니고서야
저렇게 뛸 수 있을까?

평소 달리기, 특히 마라톤을 하는 사람들을 보면 저렇게 힘들고 지루하고 재미없는 운동을 왜 하는지 도무지 이해가 되질 않았다. 나는 뇌출혈 이후에도 술로 살았지만, 어느 날 다시금 문득 '이러다가 죽을 수도 있겠구나'라는 생각이 들었다. 그래서 운동화를 신고 무작정 나와서 동네 주변을 걸었다.

평상시에는 달리고 있는 사람들을 지나치면서 큰 의미를 두지 않았던 내가 그날따라 '나도 한번 뛰어볼까?'라는 생각이 들었다. '과연 저 사람들처럼 잘 뛸 수 있을까? 뛰다가 죽는 건 아닐까?' 싶은 걱정도 스쳤지만 우선 무턱대고 1km만이라도 달려보기로 했다.

이렇게 느닷없이 뛰어볼 마음이 생긴 건 35년 전 혹독한 군 생활을 버티어 낸 기억이 소환되면서였다. 입대 당시 키가 173cm에 몸무게가 50kg 정도밖에 안 되어 신체검사에서 체중미달이 우려될 정도였다. 그래도 전방 GOP 근무를 하고 싶었다. 다행히 1급을 받아서 전방에 가게 되었다. 병무청에서 1급 판정을 받자마자 이발소에 가서 빡빡 머리를 밀었다. 그때만 해도 입대를 하면 머리를 스님들처럼 밀어야 했다.

1987년 2월 걱정하시는 부모님을 뒤로하고 고향인 대구에서 춘천 102보충대에 갔다. 자대배치를 받기 전에 훈련병으로 2주간 훈련을 받았다. 입대한 다음 날 군복을 비롯한 보급품을 지급받고, 이제 가지고 온 모든 물품을 집으로 보내야 했다. 입었던 옷과 가져 온 물품을 보내니 '이제 죽었구나'라는 생각이 들었다. 군에 오기 전 한 번도 운동이라는 걸 해보지도 않은 내가 과연 버틸 수 있을까? 겁이 났다.

2주간 보충대에서 훈련을 받고 전방으로 가게 되었다. 요즘은 어떤지 모르겠으나 30년 전 내가 자대배치를 받으러 갈 때는 밖이 보이질 않게 천막으로 가린 상태에서 이동했다.

당시만 해도 자대 배치 후 전방은 4주간 자대에서 다시 훈련을 받았다. 1시간가량 이동하여 자대에 도착하자마자 훈련조교가 "산에 있는 전봇대까지 돌아오는데 선착순 1명"이라는 명령을 내렸다. 연병장 주변은 강원도라 산으로 둘러싸여 있었다. 나는 당연히 거의 꼴찌였다. 말 그대로 비리비리했다. 1명 외에는 원산폭격머리를 땅에 대고 두 손을 허리 뒤로 잡는 자세을 시켰다. 꼴찌까지 오면 다시 선착순 1명을 반복했다. 주변에 까마귀가 힘차게 울었다. '여기서 나는 생을 마감

하는구나' 말고는 다른 생각이 들지 않았다.

그런 약골이 훈련병 때 상상치 못한 많은 일들을 겪었다. 기간병들이 먹다 버린 달걀이 배수구로 내려가던 것을 씻어서 먹은 일, 연병장 뺑뺑이를 늦게 온 나보다 더 약골인 동료 훈련병과 같이 갔더니 내가 먼저 안 오고 같이 왔다고 신나게 맞고 기합 받던 일 등.(이 일이 맞아야 되는 일인가? 나는 아직도 모르겠다. 내가 군대가기 전에 봤던 드라마 〈전우〉에 나오는 전우애가 이건 아니던데…), 자대에 배치받고 첫 훈련으로 장거리 행군 중 중대장이 목적지를 잘못 인솔해 전 부대가 산 하나를 두 번이나 다시 넘어야 했던 일도 있었다. 건빵 정도의 끼니로 체력과 정신력이 약한 부대원들뿐만 아니라 군 생활을 오래 한 분대장까지 낙오를 했던 훈련이었음에도 불구하고 악착같이 견디어 행군을 마쳤다. 사회에서는 겪어볼 수 없는 극한의 경험들이었다. 사실 포기하고 싶은 순간이 많았지만 고집과 깡다구가 있어서 버티고 또 버티었다.

173cm에 50kg인 약골로 입대를 했지만 제대할 때는 74kg인 건강한 몸으로 군대생활 3년을 마쳤다. 열이 39도 가까이 되는 몸살에도 고참들에게 말조차 할 수 없는 군기 든 상태로 100km 거리의 행군도 참고 견뎌냈다. 그 당시 나는 바람이 불면 쓰러질 만한 약골로 전방 부대에 가는 것은 무리였다. 가족들도 잘 알고 있어서 많이 걱정했고 나 역시 이병, 일병 때는 체력이 워낙 약해서 종종 죽고 싶다

는 생각도 했다.

그때 만약 나약한 생각으로 힘들어서 군 생활을 다하지 못하고 의가사 제대를 했더라면 아마 나는 지금 이 세상에 없었거나 평생 낙오자가 되었을지도 모른다. 그래서 과거 군 생활을 잘 버티어낸 기억을 되살려 뇌출혈도 정신력으로 잘 버텨낼 수 있다는 자신감이 생겼다. 1km라도 달려보자는 생각이 갑자기 들었고 마라톤을 하기로 결심했다.

그렇게 달리기를 시작한 지 3개월도 안 되어 10km 달리기에 도전하게 되었다. 연습량도 부족하고 뭐부터 해야 할지, 어떻게 연습을 해야 할지, 무엇을 먹어야 할지, 참가 전 식사는 어떻게 해야 할지, 아무것도 모르는 채 '10km야 참고 견디면 완주하겠지' 하는 자만심으로 가득 차서 대회 당일까지 일주일 총연습량이 10km도 안 되는 상태에서 참가했다.

10km 대회 당일 음식도 아무거나 대충 든든히 먹고 대회가 있는 뚝섬유원지로 출발했다. 대회에는 시작 전 스트레칭을 하거나 가볍게 달리면서 몸을 푸는 사람들이 많이 보였다. 나는 처음 대회에 참가하면서도 안일하게 출발시간쯤 도착하여 배번호를 가슴에 붙이는 법도 몰라서 사람들을 따라하며 붙였다. 또 신발끈에는 주최 측에서 주는 칩시간과 거리 측정을 부착해야 하는데 역시 이것도 처음이라 옆 참가선수들 하는 것을 슬쩍 보면서 장착했다.

뛰니까 살맛 납니다

출발 5분 전 참가선수들은 일제히 대회 출발선으로 집결하라는 방송 멘트에 모였다. 나는 완전 왕초보로 잘 달리는 선수들에게 방해가 되질 않게 후미에서 뛰기로 하고 맨 끝에 서서 출발했다. 2km쯤 지났을까? 무리하게 달리지도 않았다는 생각이 드는데 가슴이 먹먹하면서 통증이 왔다. 참고 견디면서 뛰어 보았지만 호흡곤란과 흉통 증상이 와서 걷기 시작했다.

걸어도 좀처럼 낫지를 않아서 포기하고 돌아갈까라는 생각도 잠시 들었다. 그래도 처음 참가한 대회인데 포기할 수는 없다는 고집이 생겨 다시 뛰기로 마음먹고 걷다 뛰다를 반복했다. 아주 천천히 달려서 그런지 통증은 점점 사라졌다. 완주시간보다는 완주를 목표로 달렸다. '선수가 될 것도 아닌데 목숨 내놓고 달릴 필요가 있을까'라고 되새김을 하며 달리다 보니 어느덧 완주의 영광을 얻었다. 나의 첫 10km 완주 기록은 57분이었다. 잘 달리시는 분들에 비하면 저조한 완주기록이지만 완주의 환희를 말로 표현할 수 없었다.

피니시 라인Finish line 지점에 아들과 딸 그리고 갑상선암으로 수술을 한 지 얼마 되지 않은 아내가 응원을 왔다. 그때 당시에는 표현을 못 했지만 정말 고마웠고 감사했다. '이것이 가족이구나'라는 감격이 몰려와 화장실에 다녀오겠다고 하고는 화장실에서 고마워서 잠시 울었다.

8월, 폭염으로 더운 날씨여서 아내는 대회에서 준비해둔 양동이에 있는 물바가지로 시원한 물을 머리에다 뿌려주었다. 가족 기념사진을 찍고 돌아오는데 오는 내내 너무너무 감사했다. 처음 참가한 마라톤 대회라서 그런지 7년이 지난 지금도 생생하게 기억이 난다. 그런데 첫 마라톤을 달릴 때 느낀 흉부통증과 호흡곤란은 뒤늦게 건강 종합검진에서 부정맥 때문이라는 것을 알게 되었다.

의학에서 니코틴, 알코올, 카페인은 심장에 치명적이라고 한다. 담배는 20년 전에 끊었지만 술을 많이 마시고 커피도 가리지 않고 마신다. 앞으로 술을 많이 줄이고 카페인이 들어있는 음료도 주의해서 먹으면서 달려야겠다는 생각을 했다.

평소 운동을 하거나 음식관리를 하는 것이 병원 처방보다 낫다고 한다. 내 몸은 내가 제일 잘 알기 때문이다. 아무리 훌륭한 명의도 의술로 도움을 줄지는 몰라도 내 몸의 아픈 곳을 정확히 알 수는 없지 않겠는가? 현대 의술로 고치지 못하는 것을 자연 속에서 살다가 병이 치유되어 행복하게 사는 사람들도 종종 있지 않은가? 뇌출혈 이후 내가 선택한 것은 마라톤이었다. 물론 더 나이가 들어서 사회활동을 못 할 때는 자연으로 돌아가려고 한다.

지금으로부터 32년 전, 대구에서 근무지인 서울로 올라와서 합숙소 생활을 하였는데 합숙소는 서초동이고 발령받은 곳은 화양동이었다. 당시에도 지하철 2호선이 있어서 1시간 30분 정도 소요되었지만 출퇴근에는 문제가 없었다.

뛰니까 살맛 납니다

나는 경기용 사이클을 구매해서 서초동에서 화양동까지 사이클로 출퇴근을 시작했었다. 1시간 30분 정도 소요되는 거리를 자전거로 출퇴근하기로 마음먹었다. 출퇴근할 때에는 운동복을 입고 가고 근무할 때 입을 셔츠와 양복은 미리 회사 내 탈의실에 두었다가 갈아입고 근무를 했다. 셔츠 몇 벌을 미리 회사에 두고 회사 주변 세탁소에 맡겨 번갈아 입었다. 화양동에서 3년 근무했지만 휴가나 아픈 날을 제외하고는 비나 눈이 와서 미끄러워도 사이클로 출퇴근을 했다.

지금 와서 생각해보면 죽으려고 작정을 했던 행동이었다. 더군다나 그 당시 출퇴근하는 방향인 영동대교는 보행자 도로가 너무 좁았다. 보행자분들이 걷는 데 문제가 될 수 있다고 생각이 되어 위험하지만 늦은 저녁에도 늘 차도로 달렸다. 지금 생각해보면 살아 있는 것이 신기하다는 생각이 들 정도로 위험천만이었다.

주말이면 가까운 사우나에 갔다. 거기서도 똥고집을 부린다. 44도 정도 되는 열탕에 들어가서 몸을 최대한 탕에 담그고 머리까지 잠수를 하고 참는다. "이것도 뜨겁다고 못 참는데 무슨 아빠이고 무슨 어른이야"라는 말을 중얼중얼거리면서 참는다.

나의 고집스러운 행동은 이것만이 아니었다. 결혼을 하고 서울 신대방동에 살 때에는 문득 수영에 필이 꽂혀서 집 근처 수영장에 레슨 입문과정을 신청했다. 새벽에 일어나서 수영을 배우고 출근을 했는데 전날 눈이나 비가 왔어도 사이클을 타고 수영을 배우러 갔다.

그 고집은 지금에 와서 생각해보면 잘한 고집이었다. 처음에는 맥주병에 운동신경도 남들보다 좋지 않고 배움이 늦어서 '나는 안 되나 보다'라는 생각도 잠깐 들기는 했으나 마스터할 때까지 견디었다. 새벽 일찍 일어나서 수영을 배우고 출근하느라 힘들고 포기하고 싶을 때도 있었지만 잘 참고 견디어서 지금은 모든 영법과 바다수영까지 할 수 있게 되었다.

50대 중반을 넘어서면서 그 고집스러움이 줄어들고는 있지만 여전히 마라톤을 할 때는 나 스스로에게 이것은 고집이 아니라 강한 의지라고 최면을 건다.

'마라톤 나가기 싫어도 일어나자. 달리고 와서 마시는 냉장고의 시원한 물은 그 어떤 음식이나 물로는 겨눌 수 없는 물이 아니던가! 그리고 땀이 식기 전에 샤워를 하면 그 시원함과 상쾌함은 이루 말로 표현이 안 된다는 것을 종욱이 너는 알면서 뛰는 맛을 느끼러 안 나갈 거야? 뛰니까 살맛 나고 뛰고 오면 더 살맛 나는 것을 알고 있지 않니? 안 그래?'라고 스스로 외치고 이불을 박차고 나간다.

나는 이 고집을 살아 있는 동안 계속해 나갈 것이다. 물론 술의 유혹, 귀찮음, 안일함, '나이를 생각해' 등의 유혹이 나의 머리를 괴롭힐 것이지만 나의 똥고집을 이길 수는 없을 것임을 잘 알고 있다. 그래서 남들이 똥고집, 또라이라고 해도 이 강한 의지를 버리지 않고 달릴 것이다.

뛰니까 살맛 납니다

이럴 바에는
차라리 걷는 게 낫겠어

　달리기를 시작한 지 얼마 안 되어 직장 후배와 거래처 직원과 가진 술자리에서 마라톤 얘기가 나왔다. 그러다 덜컥 10km 달리기에 같이 참가신청을 하게 되었다. 그들은 나보다 네다섯 살 젊기는 하지만 마라톤 참가는 처음이라며 내게 페이스메이커가 되어 달라고 했다. 비록 잘 달리지는 못하지만 그렇게 졸지에 달리기 선생님이 되었다.

　나는 대회 날 조금 일찍 나와서 스트레칭을 하면서 두 사람을 기다렸다. 컨디션이 썩 좋지는 않았지만 약속을 지키기 위해 나왔다. 둘은 출발하는 시간이 거의 다 되어서 왔다. 오자마자 부상방지를 위해 마라톤 스트레칭을 알려주곤 출발선 후미에서 달리기로 했다.

거래처 직원은 처음 마라톤에 참가했는데도 마른 체격이어서 그런지 빠르게 사람들을 제치면서 앞으로 나아갔다. 하지만 친한 후배는 평상시에 담배와 술을 많이 하는 점이 걱정이 되어 같이 달리기로 했다. 2km쯤을 갔을 때 같이 달리는 후배가 호흡이 힘들다고 하여 옆에서 노래를 불러 주었다. "하나둘 하나둘, 가자 가자"라는 구호도 붙여보는 등 최선을 다했지만 후배는 도저히 안 되겠다며 멈추고 말았다.

마라톤은 한번 쉬거나 걸으면 계속 걷거나 멈추어서 쉬게 된다. 그래서 마음 같아서는 멈추게 하고 싶지 않았지만 후배는 뛰는 자체를 포기할 생각까지 하고 있었다.

잠시 걸으면서 숨을 고르고 다시 뛰길 반복하는데 앞서 간 거래처 직원이 반환점(5km)을 돌아오면서 반갑게 손을 흔들고 있었다. 처음 마라톤 참가를 했는데도 흔들림 없이 웃어주면서 지나치는 것이 아닌가. 마라톤은 대회 전 연습을 어느 정도 하느냐에 따라서 대회 당일 힘들 수도 있다. '거래처 직원은 처음이지만 연습량이 많았나 보다'라는 생각을 하면서 우리는 다시 같이 뛰었다.

후배를 응원하기 위해 나는 조금 앞질러 가서 후배가 달려오는 모습의 동영상을 찍어 주며 "파이팅"이라고 외쳤다. 그렇게 우여곡절 끝에 피니시 라인이 보이는 시점에도 후배는 몹시 힘들어했다. 모자도 들어주고 다시 한 번 "고지가 보인다"라는 말도 외쳐주니 후배는 마지막 안간힘을 내어 10km를 1시간 20분 만에 완주했다. 후배

뛰니까 살맛 납니다

에게 "참 수고 많았다"고 말해주니 "형님 아니었으면 포기했어요"라고 말하는 것이 아닌가.

보통 마라톤 대회가 끝나면 참가 선수들은 피로를 풀기 위해 사우나를 간다. 우리도 마찬가지로 사우나를 갔다. 마라톤 대회 참가 후 몸무게를 확인해보곤 하는데, 보통은 10km당 몸무게 1kg이 빠지고 42.195km를 완주하게 되면 4kg이 한 번에 빠진다. 그날은 우리 모두가 10km를 달렸기 때문에 당연하게 1kg이 빠졌다. 후배가 본인의 몸무게를 본 순간 "마라톤이라는 고행 끝에 낙이 왔네요."라면서 좋아했다.

사우나에서 나와 인근 삼겹살집으로 향했다. 삼겹살집이지만 창가가 있고 밖에는 자그마한 인공폭포가 있는 곳에서 완주의 축배를 들었다. 후배는 내가 혼자 앞서 달려도 됐는데 같이 달리고 영상 기록도 남겨주며 응원해주어서 고맙다고 했다. 그래서인지 돌이켜보았을 때에도 그간 참가한 대회 중 가장 보람을 느낀 대회임이 분명하다.

마라톤 대회의 페이스 메이커들은 힘이 들어도 타인의 완주를 도와주면서 보람을 느끼는 것이 아닌가 싶다. 대단한 분들임에 틀림이 없다. 본인도 분명히 힘들 것인데 평상시 연습을 꾸준히 하고 있다는 것이 아니겠는가!

무엇이든 처음 시작이 중요하다. 마라톤도, 페이스 메이커로서의 역할도 경험해보며, 해보지도 않고 '나는 안 될 거야'라는 생각에서 벗어나게 되었다.

나쁜 습관은 없애는 것이 아니라 좋은 습관으로 대체하는 것이다.

The only way to break a bad habit was to replace it with a better habit.

– 잭 니콜슨Jack Nicholson

뛰니까 살맛 납니다

마라톤 초보를 위한 단계별 달리기 요령

사람들은 각자 처한 환경이나 건강상태 등이 다르기 때문에 다양한 상황에서 '이것만이 확실한 달리기 요령이다'라고 단정할 수는 없음을 미리 일러둔다. "이렇게 해보니 건강도 좋아지고 좋던데요." 하는 것들을 권하는 것이고, 책을 읽고 나서는 본인이 직접 부딪혀가며 '이렇게도 달려보고 저렇게도 달려보았더니 이 방법이 가장 잘 맞네' 하는 것이 정답에 가까울 것이다(다양한 전문가들의 말은 참고로 삼을 뿐 내 몸에 맞지도 않은 옷을 계속 입고 있으면 불편한 것처럼 말이다).

그래서 꼭 똑같이 하라는 것이 아니라 마라톤 대회 때마다 나는 이러한 마인드, 이러한 습관, 이러한 방법으로 연습을 하여 대회에 참가한다는 것을 소개하는 마음으로 적었다. 나는 과거 뇌출혈도 있었고 한번 무엇을 시작해 오래 지속하는 편이 아닌데, 마라톤만큼은 7년 넘게 꾸준히 할 수 있었다. 나의 성향과 몸에 맞게 달리기를 해서인 것 같아 사례로서 참고하기를 바라는 것이다.

달리기 입문자를 위한 습관과 마인드

나에게 맞는 운동하는 시간 정하기

평상시 컨디션이 아침에 좋은 사람이 있고 저녁이 좋은 사람이 있다. 자신이 어디에 속하는지 본인 스스로 알 것이다. 그 시간대를 일정의 우선순위, 0순위로 넣자. 처음에는 하지 않던 행동이라 후 순위로 미룰 수 있는 가능성이 다분하다. 나의 경우에도 처음에는 술 약속 또는 대인관계가 우선이었고 뇌출혈 후에도 한동안은 그 습관을 버리지 못했다. 단호한 결심이 필요하다.

꾸준히 하기

짧은 시간이라도 매일 달려야만 습관이 바뀐다.

처음부터 욕심내지 않기

빠른 걸음이나 가볍게 숨이 안 찰 정도로 달리는 걸 딱 한 달만 한다는 생각으로 뛰어보라. 무의식적으로 뛰러 가고 싶어진다.

건강상태에 따라 완주거리는 다를 수 있으나, 포기를 하는 한이 있어도 일단 저질러라!

물론 평상시에 걷기도 싫어하는 사람은 엄두도 못 내겠지만, 일단 마라톤 대회에 참가신청을 하여 역동적이고 재미있는 마라톤대회만의 분위기를 느껴보기를 권한다.

남의 말이나 시선에 나의 목표를 정하지 말고 한 번 정한 목표는 절대 포기하지 마라!

운동을 안 하는 것도 문제지만, 운동을 하는데 주위에서 마라톤을 해보지도 않고 건네오는 섣부른 충고도 방해가 된다. 내 몸은 내가 제일 잘 안다. 무리하지 않게만 달리면 된다. 80대도 마라톤 풀코스를 달리는데 과연 우리라고 못 할까?

연습을 하든 마라톤 대회에 참가하든 뛰기 전 항상 마인드 컨트롤을 하라!

어떤 마음가짐으로 임하느냐에 따라 예상치 못한 성과를 내기도 하고, 미진하고 아쉬움 가득한 러닝이 되기도 한다. 뛰기 전 완주에 성공하기까지 잘 인내해내는 자신에 대한 심상화를 해본다. 그렇게 해서 얻어낸 완주 후의 성취감과 고통 끝에 마시게 된 물 한 모금, 허기진 배에 채워넣는 음식은 이때까지의 이 물과 음식으로는 감히 따라갈 수 없는 맛을 보여줄 것이다.

마라톤 참가를 위한 훈련법

달리기 초보자를 위한 5km 대회 참가하기

여러 스포츠 브랜드에서 매년 마라톤 대회를 주최한다. 찾아보다가 나이키, 아디다스 등의 대회를 즉흥적으로 신청하는 참가자들도 많다. 내 경우에는 신청일자를 놓치지 않기 위해 〈마라톤 온라인〉 사이트 등으로 연간 마라톤 대회 일정을 미리 확인한다. 참석하고 싶은 대회가 있으면 핸드폰에 일정을 저장해두고 대회 신청일에 신청하는 식이다.

5km 마라톤은 보통 건강달리기 혹은 걷기이지만 요즘은 마라톤 대중화 차원에서 5km 마라톤이 포함된 대회도 많이 보일 것이다. 솔직히 말하자면 나는 동네에서 2~3km를 연습하다가 무식하게 5km 대회는 참가도 안 해보고 10km부터 달렸다. 그래서 5km 달리기의 매력은 아직도 잘 모르는 것이 사실이다. 하지만 처음 달리신 분들은 대회 흐름을 파악하고 나의 체력을 테스트하는 차원에서 5km 신청을 먼저 해볼 것을 추천하고 싶다. 체력도 체력이지만 무엇보다도 처음부터 먼 거리를 신청해서 너무 힘들면 하기 싫어지기 때문이다.

도중에 힘이 부쳐 더 이상 달리기가 도저히 안 되면 주로에 대회 봉사자와 응급차가 지나가니 도움을 받으면 된다. 그러나 기왕에 참가한 것, 버틸 수 있다면 나를 시험해보는 것을 추천하고 싶다. 처음 시작하는 나와의 싸움임은 분명하지 않은가! 누가 떠밀어서 한 것도

뛰니까 살맛 납니다

아니고 나 스스로 선택한 도전임을 명심하자!

10km 대회 참가하기

이제부터 마라톤을 시작하는 마음을 가져야 한다! 10km부터는 마라톤이라고 할 수 있다. 기본체력이 있는 사람은 달릴 수 있지만, 평상시 달리기 등 운동을 하지 않은 사람이 '이 정도 거리는 문제 없지'라는 안일한 생각으로 대회에 참가해서는 완주를 하더라도 많이 힘이 들 것이다.

10km부터는 마라톤화를 준비하는 것이 부상 예방에 도움이 된다. 사실 일반 운동화를 신고 뛰면 안 되는 것은 아니지만, 마라톤화의 가벼움을 느껴보면 달릴 때 꼭 마라톤화를 찾게 될 것이다. 마라톤화에 돈을 좀 쓰게 되더라도 마라톤은 여전히 다른 운동에 비하면 가성비가 좋다. 또한 만에 하나 부상을 입는 것보다 안전하고 현명한 선택을 했다는 것을 신어보면 알게 된다.

5km 달리기는 마라톤을 하기 위한 워밍업이고 짧은 거리여서 꼭 언덕 달리기나 계단 오르기를 하지 않고 평상시 2~3km 정도만 달려도 완주가 가능하다. 그러나 10km는 다르다. 언덕 훈련이나 계단 훈련을 통해 종아리, 허벅지, 발목 강화 훈련을 해야 한다. 그러지 않으면 초보자는 부상을 입을 가능성이 크다.

평상시 대회 10km 참가를 앞두고 연습을 할 때 500m라도 좋으니 어제보다 오늘 조금 더 달리는 습관을 들여보자. 나도 모르게 지구력이 생기고 달리는 거리가 늘어나도 힘을 덜 들이고 달리게 될 것이다.

대회 참가비가 보통 3만~5만 원이긴 하지만 참가를 하는 것이 좋다. 대회 참가 신청을 하게 되면 완주를 위해 힘들어도 연습을 하게 되기 때문이다. 후일 운동을 하지 않아서 아프게 될 경우를 생각해보라. 인생은 생로병사라고 하지 않는가? 태어나고 늙고 병들어 죽게 된다. 운동을 하지 않아서 큰 병이 오면 몸도 힘들고 돈은 더 들어간다는 생각을 해보면 답이 나올 것이다. 운동을 게을리 하면 병이 올 수 있다는 사실을 잊지 않고 매일 꾸준히 관리하는 사람이 있는가 하면 '내 일이 아니겠지' 하는 안일한 생각을 가진 사람도 있다. 아프고 난 뒤 후회할 때는 이미 늦게 된다.

10km 연습이나 대회부터는 먹는 것도 대회 당일 아침 외에는 잘 챙겨 먹어야 한다. 대회 당일에 '완주를 하려면 잘 먹어야지' 하고 먹다가는 완주를 못 할 것이다. 음식을 많이 먹고 오래 달리는데 배탈이 안 나는 게 오히려 신기한 것이다. 가볍게 누룽지나 계란, 바나나, 에너지바 등이 좋고, 밥을 꼭 먹을 경우에는 소량만 먹어야 한다.

21.0975km(하프코스) 대회 참가하기

풀코스를 비롯해 다양한 코스를 뛰어보니 일반인들에게는 건강에도 좋고 만족도도 높은 코스로 이 하프코스를 추천하고 싶다. 물론 풀코스를 완주하면 그 희열을 말로 다할 수 없고 남들에게도 대

뛰니까 살맛 납니다

단하다는 소리를 들을지는 모르지만, 마라톤이 직업이 아니라면 추천하고 싶지는 않다. 아무리 좋은 것도 과하면 아니한 것만 못하다고 하지 않은가.

앞에서 언급했듯이 10km 대회부터는 당일 소식小食으로 아침을 먹고 달릴 것을 추천한다. 하프코스는 풀코스의 반인 중거리를 뛰어야 하므로 일주일 전부터 식단관리를 하면 좋다. 물론 오랜 기간 마라톤을 해왔거나 평상시 연습을 게을리하지 않은 사람들이라면 하프코스는 식단 조절을 안 하고도 가뿐하게 뛴다.

자 그러면 일주일 전부터 어떤 식단으로 관리를 하면 좋을까? 반드시 일주일일 필요는 없고 각자 자신의 건강과 체력에 맞게 조절한다. 이렇게도 해보고 저렇게도 해보았지만 나의 경우에는 다음의 방법이 가장 잘 맞았다. 마라톤은 보통 대회가 토요일 또는 일요일에 개최하므로 대회 전주 월요일에서 수요일까지는 단백질 위주로, 목요일부터 대회 전날까지는 밥, 옥수수, 감자, 고구마, 밀, 보리, 채소, 과일 위주로 탄수화물을 섭취하여 속을 편하게 해주고 에너지를 보충했다.

42.195km(풀코스) 대회 참가하기

마라톤의 꽃, 풀코스. '마라톤'이라는 말은 기원전 490년에 있었던 페르시아군과 그리스군 간에 벌어진 '마라톤전투'에서 기원한다. 마라톤 평야에서 아테네까지 약 40km의 거리를 달려와 그리스군의

승전소식을 전하고 숨을 거둔 전령 '파이디데스'의 이야기가 그 유래로 전해오고 있다. 현재 풀코스 거리는 42.195km이지만 1회 올림픽만 하더라도 40km, 2회는 40.26km, 3회는 40km로 초창기에는 매 마라톤대회 때마다 그 거리가 바뀌었다.

4회 런던 올림픽대회부터 42.195km로 정해지게 되는데 이 거리에도 사연이 있었다. 영국의 알렉산드라 왕비와 남편인 국왕 에드워드 7세가 본인이 앉아 있는 로열박스 자리 앞을 결승점으로 요구하여 그 거리를 측정해보니 42.195km라는 것이었다. 이후 15년간 이 거리에 대한 논란이 있었으나, 1924년 이후로 열리는 마라톤 대회 정규코스는 42.195km로 정해져 계속 개최되고 있다.

개인마다 체력이나 건강상태가 다르기 때문에 풀코스 대회 전 준비는 나의 경험을 참고만 하고 본인의 선호에 따라 자신에게 맞는 준비를 하자. 풀코스를 달리는 중에 느꼈던 것을 바탕으로 필요한 내용을 몇 가지 전해주고 싶다. 우선 대회 전 식단관리는 하프코스의 내용과 마찬가지로 실천하고 있다. 다음으로 풀코스를 달리게 되면 몸에 지니는 것은 최소화하여야 한다. 하프코스 정도만 달려도 내 몸에 지니고 있는 모든 것을 버리고 싶고 하물며 입고 있는 옷도 벗어 던지고 싶은 심정으로 힘이 든다. 그러나 꼭 장거리를 완주하기 위해 준비했으면 하는 것은 다음과 같다. 에너지 젤이나 에너지바, 집에 있는 조그마한 약통 등에 꿀물^{피로회복에 좋음}이나 커피, 바늘^{쥐가 날 때 피를 빼는 용도} 등을 담은 허리색^{sack}을 착용하여 달린다.

풀코스 대회참가 전 연습하기

풀코스는 보통 마스터스^{일반인}선수들도 3~4개월 전부터 연습을
한다.

지속 주 훈련

레이스 후반부에 체력고갈로 지쳐서 페이스가 다운되는 것을 막아
주는 훈련이다. 일정한 페이스로 일정한 거리를 달리는 훈련으로
자신이 달릴 수 있는 속도의 80~90%의 속도로 달리는 방식이다.

LSDLong Slow Distance 훈련

말 그대로 장거리를 느리게 달리는 연습훈련으로 평소 본인이 달
리는 거리보다 더 멀리 달리는 훈련이다. 연 4회 이상 풀코스를 달
리는 경험에 기대어볼 때 다른 훈련은 몰라도 이 훈련은 반드시 해
야 하는 훈련임에 틀림없다.

빌드업 훈련

달리는 속도를 조금씩 올리는 훈련이다. 천천히 출발하여 달리면
서 점진적으로 스피드를 올리다가 마지막 목표지점을 향할 때는
전력질주를 하는 훈련이다.

인터벌 훈련

일정구간을 전력질주 하다가 일정구간을 천천히 달리기를 거듭 반복하는 훈련이다.

언덕 훈련

대회에 참가하게 되면 언덕을 반드시 만난다. 언덕에서 지쳐서 포기하거나 걷는 경우가 많다. 평상시 집 주변 언덕이나 경사가 있는 러닝머신 등을 활용해 언덕 달리기 연습을 하면 평상시 운동으로 하체 근력이 향상되어 대회 날 쉽게 달리게 된다.

계단 훈련

코어, 허벅지, 종아리, 발목 강화 훈련. 거주하는 집이 계단이 있는 곳이면 오케이다. 주변에 계단이 없다면 평상시 지하철, 백화점 모든 문화시설을 계단으로 이동하면 어떨까? 따로 시간 내서 운동을 하지 말고 일상이 계단운동이라 생각하자.

이외에도 마라톤 연습훈련 방법은 많다. SNS를 보면 마라톤 선수마다 연습방식이 다양하다. 참고로 하여 본인의 체력에 맞게 매일 조금 더 거리를 늘려서 힘이 될 때까지 달려보자. 경험을 통해 '내 몸에 맞게' 달리면 된다.

뛰니까 살맛 납니다

중장거리를 위한 에너지 보급법

대회 참가를 할 경우

중장거리는 보통 하프코스21.0975km 이상을 말한다. 대회에서는 5km마다 물이나 음료수를 제공하고, 10km부터는 물과 음료수 외 바나나, 초코파이, 에너지 젤을 제공한다. 에너지 보충 차원에서 허리색에 에너지 젤이나 미니초코파이를 넣어서 달리다 많이 지칠 때 보충해주면 뛰는 데 도움이 된다.

평상시 중장거리 연습을 하는 경우

평소에 연습을 할 때 달리면서 수분 보충이 쉽지는 않다. 그렇지만 조금만 신경 쓰면 가능하다. 보통 집 주변에서 달리거나 운동장 트랙을 달릴 것이다. 운동장에서 달릴 때는 물 또는 음료수, 에너지 젤을 가방에 넣어 가서 벤치에 두고 달리다가 에너지 보충이 필요할 때 마신다. 이때 목이 마르다고 한꺼번에 마시면 탈이 날 수 있으니 반드시 천천히 여러 차례 나누어 마셔야 한다.

강변, 천변이나 도로 등을 달리기 코스로 선택했을 때는 굳이 무겁게 물통을 가지고 달리기보다 포털 지도검색을 통해 달리는 주변 지역의 편의점을 미리 파악하고 거리를 확인한다. 그리고 그 지점까지 열심히 달리면 된다. 이왕이면 최선을 다해 달리고, 시원한 물을 마실 수 있다는 생각을 하면 더 힘이 날 것이다(집에서 운동을 하지 않고 마신 물과 뛰고 난 후 섭취한 물은 같은 물인데 급이 다르다).

뛰니까 살맛 납니다

세상에,
내가 풀코스를 완주하다니

2016년 3월 서울국제마라톤이 열리는 이른 아침, 전날 맞추어둔 새벽 3시 알람에 눈을 떴다. 생애 첫 풀코스라는 설렘과 두려움을 안고 대회에 참석하기 위한 준비를 시작했다. 꽃샘추위가 기승을 부리는 시기라 만반의 준비를 해야만 했다. 추위를 이기기 위해서 입고 버릴 긴 옷은 대회장으로 이동할 때 미리 입었고, 여벌 옷, 마라톤 모자, 속옷과 여벌 양말, 고글 등을 챙겼다.

따뜻한 꿀물 한 잔과 누룽지, 계란프라이로 아침을 간단히 먹고 4시 20분 집을 나섰다. 마라톤대회에 참가하는 선수들은 반드시 가볍게 식사를 한다. 달리는 도중 복통 등으로 곤란을 겪을 수 있어 든든한 식사는 부담이 되기 때문이다.

첫 버스가 4시 25분에 도착했다. 새벽 마을버스라 사람이 없어서 마치 전세를 낸 것 같았다. 곧이어 지하철로 갈아탔다. 지하철에도 역시 이른 새벽이라서 사람들이 없는 것은 마찬가지였다.

10km, 하프마라톤, 30km 대회에 여러 번 참가했지만, 풀코스를 달린다는 압박감은 상상 이상이었다.

'잘 달려야 할 텐데', '지금 컨디션은 괜찮은가?', '오줌은 왜 이리 자주 마렵지' 등 오만가지 생각이 다 들었다. 더군다나 나는 과민성 대장증후군 증상이 있어서 갑자기 배가 아픈 경우가 많다. 그래서 남들보다 더욱더 긴장을 많이 한다. 눈을 감고 긴장감을 풀어보고자 긴 숨을 내뱉어 보는 등 나름대로 애를 썼다.

오전 6시 50분경 광화문역에 하차하여 대회 출발지점인 광화문 이순신 장군 동상에 도착했다.

대회 참가자들은 가지고 온 짐을 대회트럭에 맡기게 되는데 이 짐들은 마라톤 종착지점인 잠실종합운동장으로 이동한다. 에너지바, 에너지 젤, 휴대폰, 일회용 비닐 옷, 면장갑 등 허리 색에 들어갈 물건을 챙겼고, 추위를 막아줄 긴 옷을 입은 다음 나머지 짐을 맡겼다. 그리고 출발선 주변에서 가볍게 몸을 풀었다. 몸을 장시간 움직이려면 그에 맞는 준비를 해야 한다. 스트레칭으로 몸을 풀어주지 않고 뛰게 되면 자칫 큰 부상을 입을 수 있다.

동아일보 서울국제마라톤은 광화문을 출발하여 남대문, 동대문을 지나 청계천을 돌고 신당을 거쳐 잠실대교를 건너 잠실종합운동장에 도착하는 코스이다. 국제대회여서 해외 유명한 마라토너들도 많이 참가한다. 엘리트들은 일반인들보다 앞서 달리게 된다. A그룹, B그룹, C그룹 등 과거에 잘 달린 기록 순서대로 달리는데, 참가 기록이 없는 선수들은 맨 마지막 그룹에서 달린다. 이렇게 그룹을 나누지 않으면 초보 마라토너나 매너가 부족한 분들이 잘 달리는 사람의 앞을 가로막아서 힘들게 할 수 있고 심한 경우 선수들끼리 부딪혀서 넘어지는 경우가 발생할 수 있기 때문이다.

출발 총성이 울리고 엘리트 그룹이 힘차게 달려 나갔다. 나는 풀코스가 처음이라 맨 하위 그룹에서 달려야 해서 한참을 기다리다가 차례가 되었을 때 스포츠시계의 시작 버튼을 누르고 출발했다. 그런데 나와 같은 그룹에 속한 한 사람이 쿵쿵 소리가 너무 많이 들릴 정도로 달리는 것이었다. 마치 100미터 달리기를 하는 것 같았다. '저렇게 달리다가는 오래 못 갈 텐데'라는 생각이 들며 걱정이 되었다.

나 역시도 풀코스가 처음인 초보다. 연습도 25km 이상을 달려본 적이 없지만 저렇게 뛰어서는 절대 오래 못 간다는 것을 나는 경험으로 이미 알고 있었다. 엘리트나 마스터스 중 직업이 선수가 아님에도 선수급으로 잘 달리는 사람들의 얘기를 들어보면, 하나같이 입을 모아 처음부터 빨리 달리면 얼마 가지 못해 포기하는 상황이 올 수 있다며 절대 오버페이스는 안 된다고 한다. 마라톤은 1, 2km가 아니라 훨씬 더 길게 달려야 하는 운동이다. 체력 안배를 잘하지 않으면 오래 뛰기 힘들어진다. 아까 봤던 그 사람은 5km도 못 가서 중도 포기하고 말았다.

5km 지점에서 급수대를 보았는데 너무 반가웠다. 보통 대회는 선수들에게 물, 초코파이, 바나나 등을 제공한다. 물을 많이 섭취하면 달리기 힘들어지고 소변도 자주 마려울 거라는 사실을 알고 있었기에 아주 소량의 물을 섭취하고 다시 달렸다. 그런데 청계천으로 진입하면서 물을 적게 마셨음에도 불구하고 오줌이 마려웠다.

처음 달리는 대회이고 임시화장실 위치를 미리 파악하지 못하여 답답했다. 달리면서 두리번거리다가 상가 후미진 쪽으로 가서 소변을 잠깐 보고 와야겠다고 생각했다. 나처럼 생각하는 이들이 있었는지 몇 명의 마라토너들이 상가 쪽으로 향했고, 나도 그 뒤를 따랐다. 마라톤을 하는 마스터스 선수들은 생리적 문제를 겪는데 임시화장실이 없으면 부득이 후미진 곳에서 실례를 하는 경우가 있다.

간신히 소변 볼 자리를 잡았지만 길바닥이라는 게 의식이 되어서 그런지 소변이 나오지 않았다. 하는 수 없이 옷을 입고 나서는데 뒤에서 누가 부르는 것이 아닌가? 뒤를 돌아보니 한 남자가 "거기서 소변을 누면 어떻게 합니까!"라며 따라오는 게 보였다. 순간 억울하기도 하고 괜히 덤터기를 쓸 것 같아 "미안합니다!"라고 소리치면서 삼십육계 줄행랑을 쳤다. 그에게 나는 안 그랬다고 설명하기엔 시간이 너무 부족했다.

그렇게 한바탕 소동을 겪고 좁은 청계천주로를 따라 달리던 중에

뛰니까 살맛 납니다

앞사람이 갑자기 달리다가 서버리는 바람에 나를 포함하여 몇 사람이 쓰러졌다. 무릎이 벗겨져서 쓰리고 많이 아팠다. 잠시 앉아서 양말을 벗어서 무릎에 대고 잠시 쉬다가 달리기 시작했다.

다친 것보다는 달리는 호흡이 흐트러진 것 같아 속상했다. 그러나 첫 풀코스인데 이런 사소한 일로 포기할 수는 없었다. 인생도 그러하지 않은가. 내가 생각한 대로 술술 풀리고, 주위 사람들이 다 내 생각과 말을 들어주면 얼마나 좋겠냐마는 현실은 그렇지 않음을 누구나 안다. 그래도 다리 골절 등 심하게 다치지 않은 걸 감사하게 생각했다.

한참을 달렸는데 허벅지, 무릎 등 안 아픈 데가 없이 온몸이 아프다. 남들은 적어도 한 번 이상 LSD장거리훈련로 30km를 달리고 풀코스 대회에 참가하는데, 난 20km가 가장 많이 달린 기록이었다. 이 정도 연습량으로 뭘 믿고 참가했나 하는 생각이 들었다.

연습량이 부족해서 남들보다 고통이 몇 배 이상 되는 것 같았다. 그런 고통을 참고 또 참고 견디다 보니 37km 지점인 잠실대교가 눈앞에 펼쳐졌다. 차로 지나가지 않으면 잠실대교의 1차선 차도를 지날 일이 없는데, 두 다리로 달리니까 신기했다. 아픈 것도 잊고 드넓은 도로를 달렸다. 대교 맨 끝지점에서는 마라토너들의 사진을 찍어주고 있었다. 인생 처음 맛보는 고통을 느끼는 중이었지만 꾹 참고 엄지를 치켜세운 포즈를 취했다.

그렇게 잠실대교를 건너고 3km쯤 지나자 오늘 마라톤 종착역인 잠실 종합운동장이 보였다. 꿈에 그리던 운동장의 모습을 보니 마치 지옥을 걷다가 천국으로 가는 느낌이 들었다. 기분이 너무나도 좋았다. 게다가 잠실 주경기장 진입 전에 시민들이 힘차게 응원해주어서 젖 먹던 힘까지 쥐어짜는 심정으로 달렸다. 마지막 레이스로 주경기장 트랙을 달릴 때는 100미터 달리기를 하듯이 수십 명을 제치고 달려서 피니시 라인을 통과했다. 길고 긴 레이스의 끝이었다.

첫 풀코스의 완주 기록은 4시간 57분이었다. 완주한 것만으로도 눈물이 났다. 마라톤을 시작한 지 딱 6개월 만에 연습량도 부족한 상태에서 무모하게 도전했지만 깡다구로 우여곡절 끝에 완주한 것이었다.

인생을 살다 보면 '나는 할 수 없어' 싶은 순간을 만날 때가 있다. 그럴 때 포기하기보다 '도전해보자'라는 생각으로 임한다면 열매를 거둘 수 있다. 누군가는 도전하지 못하고 인생의 마침표를 찍을 때 나는 소중한 결과물을 얻는 것이다. 설사 완주하지 못하고 실패로 끝나더라도 좋은 경험이라는 결과물을 얻는 것이니 후회할 필요는 전혀 없다. 실패든 성공이든 인생 추억으로 남을 것이니 기쁘지 아니한가.

뛰니까 살맛 납니다

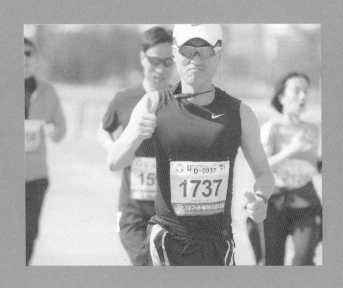

인생을 살다 보면
'나는 할 수 없어'라는 순간을 만날 때가 있다.
그럴 때 포기하기보다
"도전해보자"라는 생각으로 임한다면
열매를 거둘 수 있다.

장대비를 뚫고
네 시간 만에 피니시 라인 통과

선잠을 자다가 알람 소리에 잠을 깼다. 모텔 창밖으로 부슬부슬 비가 내렸다. 대회 참여를 위해 예약해둔 남춘천역 부근 모텔이었다. 어제 서울에서 출발해서 이곳까지 지하철을 타고 왔다.

이 숙소는 대회에 참가하는 나를 응원하고자 따라온 직장후배와 작년에 같이 투숙했던 곳이기도 하다. 서로 코골이가 심한 데다가 다음 날 42.195km를 달려야 하는 나로서는 예민해질 수밖에 없었다. 밤새 많이 힘들었지만 시간을 내어 와준 후배에 대한 고마움이 불편함과 힘듦을 이겼다. 그런 추억이 서린 곳에 올해는 혼자 왔다. 그 후배는 마라톤이 끝나는 도착장소에서 만나기로 했다.

마라톤 대회 중에 비가 오락가락 내린 적은 있어도 달리기 전에 비가 오는 경우는 처음이라 많이 걱정스러웠다. 초보 마라토너로서 아직 대회를 포기한 적은 단 한 번도 없지만, 날씨 때문에 이번에 포

뛰니까 살맛 납니다

기할 수도 있겠다는 나약한 생각이 잠깐 스쳐 지나갔다. 대회 당일 아침으로 삶은 계란과 바나나를 먹고, 혹시 모를 복통을 방지하기 위해 화장실까지 다녀왔다.

내리는 가랑비를 피하기 위해 우비라고 하기에는 허술한 일회용 비닐을 입고 모텔을 나섰다. 조깅 페이스로 대회장소까지 달려보았다. 비는 대회장 가는 내내 오락가락 내리더니 출발 10분 전부터 더 강해지기 시작했다. 누구라도 잡아먹을 듯한 기세로 강한 바람을 동반한 장대비였다. 10월 말 강원도 날씨에 비바람까지 겹쳐 몹시 추웠다.

출발을 준비하는 러너들이 동요하기 시작했다. 달릴까 말까 고민을 하는 것이다. 얼마 안 되어 내 주변의 러너들이 하나둘 자리를 떴다. 대회를 포기하고 집으로 돌아가는 것이다. 나 역시 고민할 수밖에 없었다. 그러나 응원을 해주러 도착지점에 온다는 후배도 있는데 섣불리 발걸음을 돌리기가 어려웠다. 직장 선배인 나를 인생 멘토라고 불러주는 후배에게 나약함을 보여주고 싶지 않았다.

불현듯 30년 전 강원도 양구에서 군 생활할 때 더 큰 추위와 고통을 이겨낸 기억을 떠올렸다. 집에서 출발하기 전에 아이들에게 아빠가 멋지게 마라톤 하고 오겠다고 큰소리쳤던 것도 생각났다. 이 정도 추위도 못 이겨내면서 아이들에게 사소한 고통이나 힘든 상황을 참을 줄 알아야 한다고 말해 줄 수 있을까? 그래 달려 보자! 깔끔하게 결심하니 마음이 편해졌다.

출발 총성이 울리고 남은 러너들이 달리기 시작했다. 일반인 선수들인 마스터스 중에서도 국대급에 버금가는 전문 마라토너들이 많았다. 그들은 늘 일상에서 마라톤을 생각한다. 본연의 직업 외에는 마라톤에 올인하는 사람들이다. 마라톤을 미치도록 즐기는 사람들은 마라톤을 스포츠의 마약이라고 한다. 이건 직접 해보지 않은 사람들은 알지 못할 것이다.

나 역시도 '아까운 시간을 몇 시간이나 저렇게 허비하며 힘들게 달리나? 누가 나에게 돈을 줘도 저런 운동은 안 해'라고 생각하는 사람들 중 한 사람이었다. 하지만 지금은 누구보다 마라톤을 좋아한다고 자부한다.

첫 출발을 천천히 달려야 한다는 건 알고 있었지만 너무 추워서 오버페이스로 달렸다. 2킬로미터쯤 달렸을까? 오줌이 마려웠다. 평상시 다른 사람에 비해 추위를 많이 타고 화장실도 자주 가는 편이라 풀코스 마라톤대회를 나갈 때는 불안하고 조심스럽다. 그렇지만 정도의 차이지 나만의 문제는 아니다. 추운 날씨와 '완주를 잘할 수 있을까?' 하는 긴장감 때문에 소변이 마려운 사람이 많아서 주로의 주변 공터에 가로줄로 서서 일을 보곤 한다. 간혹 소변이 아닌 큰 신호가 올 때도 있다. 달리는 고통보다 더 심한 고통이다. 이럴 때는 꾸역꾸역 참다가 숲이 있는 곳을 찾게 된다. 반드시 해결해야 다시 뛸

뛰니까 살맛 납니다

수 있다.

러너들의 배변 광경은 마라톤대회의 진풍경 중의 하나이고 흔히 있는 일이다. 국제대회나 각종 대회에 간이용 화장실이 비치되어 있긴 하지만, 오줌이 마려운 순간과 간이용 화장실이 나타나는 순간이 잘 맞아떨어지지 않으니 어쩔 수 없다. 거리의 시민들도 너그럽게 용서를 해주는 편이다.

배변 문제는 마라톤이 직업인 선수들에게도 예외는 아니다. 이들도 그날 컨디션이나 몸의 상태에 따라서 실수를 한다. 매스컴이나 방송매체를 보다 보면 생리현상을 참다 못해 실수를 하면서까지 달리는 선수들을 볼 수 있다. 어느 누구도 그 장면을 보면서 비매너이고 예의가 없다거나 창피하다고 하지 않는다. 저런 어려움에도 불구하고 포기하지 않고 달리는 선수들에게 오히려 박수를 쳐준다.

비는 달리는 내내 왔다. 빗물이 눈앞을 가리고 더군다나 쓰고 있던 안경에 서리가 끼여서 전혀 앞이 보이질 않았다. 갑갑했다. 춥고 안 보이고 비닐 비옷을 입었음에도 싱글렛 옷과 신발은 모두 젖은 지 오래되어 무겁기만 하니 진퇴양난이다. '포기해, 말아?'라는 생각이 수없이 뇌리를 스쳐 지나갔다.

그런 생각들이 반복되는데 어느덧 풀코스의 반환점인 21.0975km가 보였다. 마라톤 풀코스의 절반을 해냈다는 성취감과 다시 반을 더 달려야 한다는 중압감이 교차하는 지점이다. 인생도 그런 것 같다.

요즘은 100세 시대니까 내 인생도 마라톤처럼 딱 반을 넘겼다. 인생을 다시 한 번 되돌아보게 된다. 잘 달려왔는가? 잘 달려온 부분도 있고, 그렇지 못한 부분도 있다. 솔직히 못한 것이 더 많았다는 게 사실이다. 가족들보다는 내 위주로 편협하게 살아왔던 것 같다. 가족에게 미안한 생각이 들어서 가슴이 아파왔다. 1막은 은퇴를 했고, 2막에서라도 가족들에게 잘하고 싶은 것이 솔직한 심정이다.

하프코스를 지나니 여러 마라톤 동호회 회원들과 시민들이 열정적으로 파이팅을 외치며 힘차게 응원을 해주는 모습이 보였다. 직접적으로 나를 응원하는 것은 아니지만 힘이 났다. 폼생폼사. 발도 손도 시리고 많이 춥지만 안 추운 척, 고통스럽지만 안 고통스러운 척 달렸다.

100m 앞에 페메페이스 메이커: 잘 달리는 마스터스 선수들이 큰 풍선을 몸에 달고 달리는데 풍선에 목표시간이 있다가 보였다. 시간대별로 마라톤대회에서 봉사활동을 하는 페이스 메이커 주위에는 사람들이 많다. 각자 목표하는 시간대에 들어오려고 페이스 메이커 주위에 밀착해 달리는 것이다. 목표를 갖고 끝까지 함께 달릴 수 있다는 것이 참 대단하다는 생각이 든다. 10km, 20km도 아니고 풀코스를 다른 사람들의 완주를 위해 뛰어주는 페이스 메이커의 끈기와 도전이 멋있다.

페메는 본인의 몸도 피니시 라인까지 데리고 가기 힘들 텐데 풍선(시간대별 목표기록 표기)을 달고 달린다. 마라톤이란 쓰고 있는 모자

조차도 버겁고 거추장스럽다. 달릴 때 본인이 조금 천천히 달리고 싶을 때도 있고, 어느 구간에는 각자가 본인의 몸에 맞는 러너스하이^장 <small>거리를 달렸을 때 몸이 가벼워지고 머리가 맑아지면서 경쾌한 느낌. 러너스 하이를 느끼</small> <small>는 시간은 개인차가 있음</small>가 와서 앞서 나가고 싶은 마음이 있는데, 그 즐거움을 참고 페이스를 유지하려고 노력한다. 본인도 마라톤 완주에 도전하고 타인이 목표를 달성할 수 있도록 조력자가 되어주는 강하고 멋진 분들이라 존경하지 않을 수가 없다.

아직 나는 초보 러너가 분명하다. 목표보다는 그냥 달리는 게 좋고 스스로와의 싸움이 좋다는 나름의 개똥철학으로 달린다. 마라톤에 집중하고 내 인생에 집중하면서 고통이란 친구와 동행한다.

인생사나 마라톤이나 모든 일에 정답은 없다. 각자가 인생을 살면서 자신에게 맞는 정답을 찾아가는 것이다. 그래서 내 말도 정답은 아니다. '아! 저렇게 사는 사람들도 있구나' 하는 생각으로 한번 해보고 아님 말고인 것. 돈이 들어가는 것도 아니고 리스크도 없다.

나도 50대가 되고 마라톤을 하면서부터 나보다 나은 사람들의 행동을 유심히 보고 한번 해보는 버릇을 갖게 되었다. 연습량이 아직 많이 부족한데 나보다 더 열심히 사시는 분들의 말을 귀담아들어서 실천하는 중이다. 연습량이 충분한 분들은 한달에 누적 400km를 달려야 한다고 조언한다.

비는 그칠 줄을 모르고 4시간 내내 내렸다. 우여곡절 끝에 도착지점을 통과했다. 빗물과 안경 김 서림 때문에 응원 온 후배가 보이지 않았다. 달릴 때 땀을 닦으려고 지참하였던 수건도 빗물에 흠뻑 젖어서 손가락으로 안경을 대충 닦고 후배를 찾기 시작했으나 보이질 않았다. '비가 너무 와서 안 왔는가 보다'라는 생각으로 완주메달을 받는 도중에 "형님 수고하셨어요"라는 반가운 목소리가 들렸다. 뒤를 돌아보니 후배가 서 있는 것이 아닌가?

"포기하신 줄 알았어요. 형님 대단하십니다. 나라면 애초에 포기했어요."

이 맛에 달리나 보다. 후배의 따뜻한 응원과 인정을 받으니 더욱 기쁘고 행복했다. 목에 건 메달도 자랑스러웠다. 마라톤이 아니면 언제 이런 메달을 받아볼 수 있겠는가? 크게 잘 달리지 않아도 도전하는 것만으로 메달을 받는 것도 마라톤대회가 가진 매력이다. 마라톤을 하기 전까지는 상위권에 드는 사람만 메달을 받는 줄, 엘리트선수나 은퇴선수들이 하는 운동인 줄 알고 마라톤엔 완전 문외한이었던 내가 이렇게 메달을 걸고 서 있다니.

인생에서도 마라톤처럼 누구에게나 예외 없이 힘든 시기는 있기 마련이다. 그 힘든 시기를 어떻게 하면 잘 버티고 잘 견디어 내느냐가 중요하다. 그리고 견뎌내는 습관을 몸에 익히면 웬만한 고통 뒤에는 웃음이 기쁘게 맞이해줄 것이다.

뛰니까 살맛 납니다

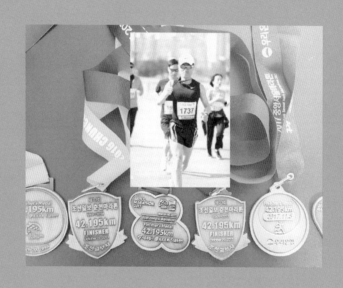

마라톤이 아니면 언제 이런 메달을 받아볼 수 있겠는가?
크게 잘 달리지 않아도 도전하는 것만으로
메달을 받아보는 것도 마라톤대회가 가진 매력이다.

자, 이제 더 늦기 전에 파이팅 하는 열정적인 삶으로 바꾸어보자! "HE CAN DO. SHE CAN DO. WHY NOT ME!"라고 그 누군가가 말한 것처럼.

뛰니까 살맛 납니다

내가 동호회에
가입하지 않은 이유

운동 중에 마라톤만큼은 홀로 한다. 골프나 수영 등은 친구들과 잘 어울리는데 마라톤은 그렇지 않다. 같이 달리고 싶다는 지인들과 친구들, 후배들이 청하면 가끔 함께하지만 되도록이면 혼자 달리는 것을 즐긴다.

처음 마라톤을 접할 때는 혼자 하면 힘들고 오래 하지 못할 것이라는 고정관념을 갖고 있었다. 마라톤에 입문할 때 살던 지역에는 타 지역과 마찬가지로 마라톤 동호회가 많이 있었다. SNS를 보고 동호회 가입까지 했다가 취소했다. 함께 어울리다 보면 불필요한 요소가 따라붙을까 하는 염려 때문이었다.

아버지께서 폐암으로 일찍 돌아가신 후 나는 하루에 두 갑 이상 피우던 담배를 끊었지만, 술은 끊으려고 해보았으나 끊지 못했다. 마라톤 동호회에 가입하면 운동이 끝난 후 술을 마실 상황이 있을 거라고 판단했다. 동호회 회원들 모두가 운동 후 술을 마시지는 않지만 술을 좋아하는 사람들과는 어울릴 수밖에 없는 환경이 될지 모른다는 염려 때문에 마라톤 동호회에 가입하지 않기로 결정을 내렸다.

동호회에 가입하지 않는 또 다른 이유는 대회에 참가하거나 평상시 연습 때 동호회 회원들과 시간을 맞추는 게 불편할 것 같다는 생각 때문이다. 동호회 역시 하나의 조직이므로 가입을 하게 되면 남을 배려해야만 한다. 오늘 컨디션이 좋지 않을 때는 천천히 달리고 컨디션이 좋을 때는 마음껏 달려야 함에도 불구하고 상대방을 배려해야만 한다. 나는 남들보다는 내 컨디션에 맞게 달리고 싶었다.

인생을 살면서 잠깐 멈추고 싶을 때도 있고 힘차게 달려 나가고 싶을 때도 있다. 이럴 때 중요한 건 내 상태이다. 마찬가지로 마라톤을 할 때만큼은 내 컨디션을 최우선시하기로 했다. 누구에게 도움을 받지도 않고 누군가에게 배려하지도 않기로 했다. 남의 시선에 내 인생 운동을 망치고 싶지 않았다.

동호회를 가입하는 게 단점만 있다는 의미는 절대 아니다. 동호회의 장점을 매우 잘 알고 있다. 내가 대회에 참가할 때는 동호회 회원들이 스타트 라인이나 피니시 라인에서 격려를 해준다. 자신이 참가하지 않은 대회라 해도 동료가 참가했다면 함께해주는 것이다. 힘찬 응원과 음료수를 건네며 파이팅이라고 외쳐주니 얼마나 힘이 나겠는

뛰니까 살맛 납니다

가. 혼자 밥을 먹지 않아도 된다는 것도 큰 장점이다.

가장 매력적인 장점은 달리기 자세교정 및 달릴 때 주의사항, 마라톤을 잘하기 위한 근력운동, 식단구성 등을 자세히 알려주어서 달리는 데 많은 도움이 된다는 것이다. 또한 동호회 회원들 중에는 전직 마라톤 선수들이 있어서 고급 정보를 얻을 수도 있다.

나는 마라톤 동호회를 가입하지 않았으므로 혼자 정보를 찾아서 운동하고 있다. 요즈음은 과거와 다르게 정보를 찾는 것은 본인이 하기 나름이다. 나는 유튜브 및 SNS 등을 탐색해서 정보를 얻고 메모하고 기록해서 실천을 한다. 수많은 정보들이 시행착오를 거쳐 내 것이 된다.

요즘 대세인 유튜브로 달리기 자세를 교정하고 있으며, 인터넷이나 책에서 유명 선수들의 식단 구성을 배워서 나에게 맞게 변형해 적용하고 있다. 동호회 회원들의 응원은 받을 수 없으나 중간중간에 시민들이 음료수를 제공하거나 응원해주셔서 전혀 문제될 것이 없다.

처음에는 마라톤을 할 때 혼자와의 싸움이라는 점과 혼밥을 해야 하는 것이 힘들었다. 식당에 들어가서 혼자 먹으면 사람들이 음식은 먹지 않고 나만 보는 것 같았다. 그래서 식당에 들어갈 때 안에 사람이 많이 있는지 없는지를 살폈다. 별로 없다 싶으면 들어가서 맨 구석에서 먹었다.

그러나 혼마^{혼자마라톤}를 좋아하고 즐기는 지금의 나는 다르다. 사람이 아무리 많은 식당에서도 삼겹살을 맛있게 먹는다. 따지고 보면 사람들은 나에게 관심이 없다. 유명 연예인이나 유명인, 행색이 초라한 사람, 이상한 행동을 하는 사람, 식당 안에서 남에게 피해를 주는 사람이 아니라면 사람들은 관심이 없다. 그러니 굳이 타인을 많이 의식할 필요가 없는 것이다.

많은 매체에서 '빨리 가려면 혼자 가고, 멀리 가려면 함께 가라'라는 말들을 하지만 세상만사가 전부 그렇지는 않은 듯싶다. 인생을 살면서 무엇이든 원칙을 벗어난 예외는 있기 마련이다. 사람 인人이란 한자처럼 우리네 삶이 서로 기대어 도우며 사는 인생은 맞다. 그러나 마라톤을 뛰는 이 시간만큼은 나만의 세상에서 살고 싶다.

달릴 땐 오직 그 순간을 즐긴다. 직업 선수도 아니고 남들을 의식하면서 달릴 필요는 없다. 그런 스피드는 행복이 아니다. 적어도 달리는 동안에는 지금 내가 스스로 행복해하며 달릴 수 있다는 것에 감사하다. 마라톤이 그 자체로 친구가 되어주므로 다른 사람은 필요하지 않다.

마라톤은 생각보다 아주 멋진 친구다. 내가 연습한 만큼은 완주의 선물을 준다. 노력한 만큼 반드시 돌려준다. 또한 달리는 동안 근심 걱정을 없애주고, 과거의 시간을 반성하고 앞으로의 시간을 계획하게 해준다. 매일매일을 성실하게 살아가는 데 도움을 준다.

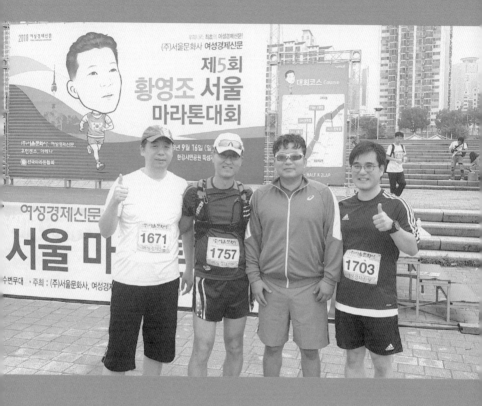

이런 소중한 친구이기에 다른 그 어떤 친구들과 바꾸고 싶지 않다.
마라톤과 함께라면 그 어떤 괴로움, 외로움과 근심과도
잘 싸워 나갈 수 있을 것 같다.

이런 소중한 친구이기에 다른 그 어떤 것과도 바꾸고 싶지 않다. 마라톤과 함께라면 그 어떤 괴로움, 외로움, 근심과도 잘 싸워 나갈 수 있을 것 같다.

숭고한 생각을 가진 자는 절대 혼자가 아니다.

They are never alone that are accompanied with noble thoughts.

– 필립 시드니Philip Sidney

뛰니까 살맛 납니다

부상 없이 오래 달리는 방법

남과 스피드 경쟁하지 않기
내 몸은 내가 제일 잘 안다. 내 체력에 맞게 달리면 된다.

마라톤은 빨리 달리는 운동이 아니라는 것을 항상 명심하기
오래달리기는 에너지를 한 번에 쏟아내어서 달리는 것이 아니다.

매일 조금씩만 거리를 늘려서 달리자
초보 러너는 우선 빨리 걷기부터 하면서 거리를 늘려나가자.

근력운동과 병행하면서 달리자
특히 허벅지 근육이 단단하지 않으면 무릎부상이나 발목부상이
오는 경우가 많으니 스쿼트나 계단오르기 등을 꾸준히 해주면 달릴

때 덜 힘들고 부상도 예방하게 된다.

남의 시선은 절대 의식하지 말아야 한다
남에게 자랑하는 마라톤은 스트레스 받는 운동이 되고 오히려 안 하느니만 못 하다.

부상 방지를 위해 정해진 답이 꼭 정답이 아니다
몇 시간을 달려라, 몇 킬로만 달려라 등이 각 개인에게 과연 맞는 답일까? 스스로 많은 정보를 직접 실험해보고 찾은 것이 나에게 맞는 정답이 될 것이다.

평상시 잘 먹어야 한다
운동에 필요한 체력을 기르려면 평소의 균형 잡힌 영양 섭취가 중요하다.

선수가 되고 싶은가?
마라톤 선수가 되지 않을 것 같으면 스피드에 욕심을 부리지 마라. 좋아하는 운동을 오래 하려면 명심해야 한다.

오버하지 마라
달리다가 현기증이 나거나 느낌이 좋지 않을 때는 견디지만 말고

뛰니까 살맛 납니다

반드시 그 자리에서 한 번 쉬어가는 여유를 부리도록 하자. 실제로 대회에서 중년 남성이 마라톤대회에 참가하여 1km를 달리다가 갑자기 쓰러져 숨진 사례가 있다.

관련하여 MBC 〈뉴스데스크〉는 '무리한 달리기가 근육의 염증을 일으키고 이 염증이 나아가는 과정에서 피가 엉키게 되며, 이렇게 엉킨 핏덩어리가 심장혈관을 막아 심장마비를 일으킨다'는 연구결과를 소개하기도 했다. 또한 미 심장협회에 따르면 마라톤 주자 5만 명 중 1명꼴로 심장이상이 온다고 한다. 몸이 보내오는 신호를 무시하고 무리하면 죽을 수도 있다는 사실을 늘 명심해야 한다.

> 현명한 자는 건강을 인간의 가장 큰 축복으로 여기고, 아플 땐 병으로부터 혜택을 얻어낼 방법을 스스로 생각하여 배워야 한다.
>
> A wise man should consider that health is the greatest of human blessings, and learn how by his own thought to derive benefit from his illnesses.
>
> – 히포크라테스Hippocrates

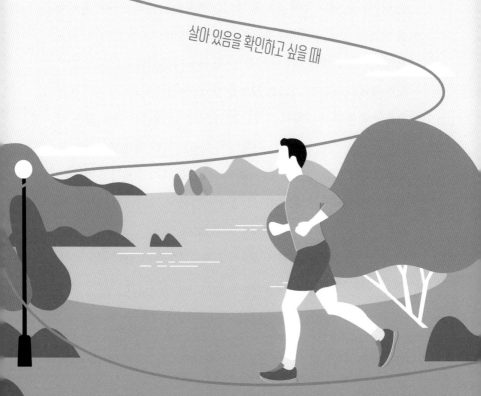

Part 2
기나긴 길 끝의 반환점을
돌아오면서

살아 있음을 확인하고 싶을 때

점심과 맞바꾼 짜릿한 달리기

주중에는 오이도 방파제를 매일 달렸다. 점심을 먹는 대신 좋아하는 달리기를 했다. 한여름 더운 날이나 한겨울 눈내리는 날에 방파제를 달리는 사람은 나밖에 없었다. 난 그렇게 마라톤에 미쳐 있었다. 오죽했으면 인사이동이 난 다음 날 인사차 지점에 들렀을 때도 오이도역에서 5km 되는 거리를 양복을 입고 뛰어갔다. 오이도 근처에는 군데군데 공장이 많아서 특유한 매연 냄새 나 뛰면서 애를 많이 먹었다. '아! 여기 근무하면서 이쪽 방향으로는 뛰면 안 되겠구나'라고 중얼거리며 30분 정도 달렸다. 쾌적하지 않은 대기 속에서도 뛰다니, 건강을 악화시키는 행동이라고 생각할 법하다. 그러나 달리기의 상쾌함을 놓칠 수 없는 난 좀 다른 생각이었다.

예전에는 은행에 직원이 많아서 식사교대를 두세 명씩 해도 충분했다. 하지만 지금은 인원감축으로 과거의 점심시간과 다르게 동료

뛰니까 살맛 납니다

들과 같이 식사하기 힘들었다. 직원들도 많이 줄고 마음 맞는 사람과 점심을 같이하기 쉽지 않아졌다. 혼자 먹는 게 그다니 내키지 않았다. 그래서인지 인사이동을 하고 그 지역을 알아갈 쯤에 새로운 도전을 하게 되었다.

매스컴이나 SNS 등에서 점심시간을 이용해서 헬스장이나 요가 등 본인이 원하는 운동을 짬을 내서 하는 것을 보았다. 나도 한번 해보자는 마음을 먹었다. 더군다나 달리기 좋은 오이도 방파제는 근무지점과 5분 거리도 안 되어서 뛰기에 최적이었다. 나이가 들수록 몸을 더 관리해야 한다는 생각에 요즈음 젊은이들처럼 점심시간을 활용해 운동을 하기로 했다.

회사 내 여직원들은 탈의실이 갖춰져 있지만 남직원들은 탈의실이 없어서 점심시간 운동 환경은 좋지 않았다. 한여름 8월 정오에 달리고 나면 온몸에 땀이 범벅이어서 양복바지가 땀으로 흠뻑 젖는다. 걸어만 다녀도 땀이 주룩주룩 흐르는 날씨지만 나와의 약속인만큼 뛰어보기로 마음먹었다.

인사이동을 하고 어느 날 12시 땡 하자마자 집에서 가져 온 스포츠용 미니타월을 챙겨서 방파제를 향해 가볍게 뛰었다. 1km당 6분 기록을 유지하기 위해 GPS기능이 있는 시계로 7km 만 보 거리에 해당하는 알림을 지정했다. 운동복이 아닌 근무복이라 달린 이후가 걱정이 좀 되었으나 '모르겠다 정신'으로 무작정 방파제로 이동했다.

방파제 입구에서 제대로 뛰기를 시작했는데 35도가 넘는 날씨 탓인지 방파제에는 말 그대로 개미 한 마리도 없었다. 한 고집하는 나는 달리기에 꽂혀서 날씨쯤은 무관하다는 듯 달렸다. 선착장과 빨간 등대 사이 방파제 위에 60여 개의 천막이 100미터 가량 길게 늘어져 형성된 종합어시장이 이색 풍경을 자아내고 있었다.

그 길을 지나면 원거리에서 바다 쪽으로 다리 하나가 보인다. 다리 끝에 오니 난간에 갈매기들이 모여 앉아 있어서 장관이었다. 땀을 삐질삐질 흘리면서도 처음 보는 광경 앞에 관광 온 느낌이 들었다.

아쉽지만 점심 자투리 시간을 이용해서 달리는 터라 시간이 없어 핸드폰으로 사진만 한 컷 바삐 찍고 발길을 돌렸다. 오는 도중 보지 못한 길거리 철학관도 보이고 땡볕에 손잡고 가는 연인도 보였다.

길거리 사주풀이는 예전부터 한번쯤 봐보고 싶었다. 과연 나의 운명은 어떤 미래일까 하는 궁금증으로…. 그러면서 언제쯤일지는 모르지만 요단강을 건널 때도 나는 달리기가 좋아서 뛰어 가지 않을까 하는 생각에 웃음이 절로 났다. 더 젊었을 때 이 좋은 운동을 알았더라면 하고 조금 아쉬운 마음도 들었다.

절대적으로 달리기 좋은 환경도 있겠지만, 조건에 구속되지 않고 어느 환경이든 생활 반경을 계속 탐색하여 나만의 코스를 만들어가야겠다고 생각했다. 나는 마라톤을 하면서부터 주도적인 마인드를 갖게 되었다. 그래서 달리기를 할 때 우선 무턱대고 일대를 달린다.

뛰니까 살맛 납니다

그렇게 달리다 보면 같은 코스는 식상할 때가 있어서 주변의 다른 코스도 새로 찾는 정성을 들인다.

아무리 좋은 운동과 좋은 일을 해도 질릴 때가 반드시 온다. 그럴 때는 어디 누가 '거기 달리기 좋다더라' 하는 곳에 한 번 내지 두 번 정도 환기 삼아 다녀오는 것도 도움이 된다.

요즘은 공원, 저수지, 강변로 등 달리기 좋은 장소가 너무도 많다. 주변환경이 안 좋아서라고 하는 경우는 아직 달릴 마음의 준비가 덜 된 것이다. 마인드를 바꾸면 자유한 몸이 있는 한 어디에서든 달릴 수 있다는 것을 알게 된다.

끌어당김의 법칙이 있다고 한다. 남들이 아무리 좋다고 해도, 본인이 그에 관한 관심과 에너지가 없으면 받아들여지지 않는 것이다. 아프거나 죽음이 가까이 찾아오는 극한의 상황에 와서야 과거에 흘려들은 것을 후회하게 된다. 운동도 의사가 "당신은 오래 살지 못할 것 같습니다"라고 말할 때가 되어서야 필요를 깨닫는다. 후회는 뒤늦으므로 조금씩이라도 운동을 하고, 최소한 아프지는 않게 몸을 관리하면서 살아가야 한다.

이런저런 생각을 하면서 달리다 보니 어느덧 7km를 목표로 한 도전을 무사히 마치고 허기진 배를 부여잡고 지점에 도착했다. 점심시간이 5분밖에 남지 않아서 스포츠타월로 간단히 닦고 난 후에 물을 한잔 마시고 자리에 앉아서 일을 했다.

그 이후로 1년 동안 소나기나 많은 눈이 오지 않는 이상은 날씨와 상관없이 그 루틴을 유지했다.

운동을 해도 바로 몸에 변화가 나타나거나 건강이 바로 좋아지지는 것은 아니라 처음부터 습관을 만들기는 쉽지 않다. 더구나 바뀐 생활환경에 맞게 습관을 바꾸기는 더더욱 쉽지 않다. 달리기는 지속적으로 꾸준히 하면 건강에 최고의 운동이다. 특히 힘들거나 외롭거나 괴롭거나 우울증이나 공황장애 등이 있을 때 달려보면 뛰는 게 얼마나 좋은지를 체험하게 되리라 확신한다. 내가 의사는 아니지만 산 경험을 했고, 지금도 진행형이기 때문에 확신을 갖고 말할 수 있고 꼭 해보기를 권하고 싶다. 달리기는 돈도 들어가지 않고 부작용도 없으니 얼마나 좋은가.

운동은 좋아하기 때문에 미친 듯이 하는 것이다. 몸을 자유롭게 쓰고 희열을 느끼는 감정은 경험해보지 않고서는 절대 모를 것이다. 더운 날씨에 달리라는 의미는 아니지만, 극한 날씨와 극한 환경에서 맛보는 성취감은 너무 목이 탈 때 겨우 얻어 마신 물 한잔이 평상시 마시는 물에 비해 수천 배나 맛있게 느껴지는 것과 같다. 그 극한에서 발견하는 성취의 쾌감은 나를 점점 빠져들게 한다. 난 누가 뭐라고 해도 앞으로도 더 미쳐 빠져들 것이다.

달리기를 하기 전까지는 수영과 사이클을 제외하고 일상생활을 포함하여 이런 덕후 짓을 하지 않았다. 새로운 것에 도전하는 것을 좋

뛰니까 살맛 납니다

아하긴 했으나 매번 며칠을 못 넘기고 포기했었다. 하지만 마라톤에 빠져든 후로 미친 열정은 아직도 나의 삶에 늘 진행형이다.

열정 없이 사느니 차라리 죽는 게 낫다.

Rather be dead than cool.

− 커트 코베인Kurt Cobain

자투리 시간을 활용한 운동법

누구에게 가르칠 수준의 전문가는 아니기에 "내가 해보니 아주 좋던데요"라는 경험 정도를 나누고자 한다. 앞서 말한 바와 같이 뇌출혈로 힘들었고 타고난 부정맥이 있어 아직 힘들지만 이렇게 음식과 운동으로 많은 효과를 봐서 한 번쯤은 해보는 것을 적극 추천하고 싶다.

도움되지 않는 일에 시간을 허비하지 말고 대신 운동하기
시간이 없다는 것은 정당성을 부여하는 핑계에 불과한 것이 아닐까? 도움이 되지 않는 미디어를 보고 검색하고 좋아요를 누르고 있는 시간을 모으면 건강에 도움되는 시간을 충분히 확보할 수 있다는 생각으로 사는 편이다. 하지만 나 역시도 달리기를 좋아하기 전에는 다른 사람의 일상생활 유튜브나 인스타그램을 보면서 시간이 없다고 하는 그런 사람이었다. 그렇게 시간을 허비했다. 흐르는 강물은 조금 전 흐르던 그 강물이 아니듯이 지나간 과거는 다시 돌릴 수 없는 시간임을 알면서도 그것을 한 것이었다.

달리기를 하고 난 뒤로는 자연스럽게 나에게 실질적으로 도움이 안 되는 그런 나쁜 습관은 버리고 도움이 되고 기분도 좋은 습관으로 바꾸어가려고 노력했다. 무엇이든 습관은 한 순간에 만들어지지 않는다. 어떤 이는 "3주만 그렇게 하라. 한 달만 그렇게 해봐라. 그러면 습관으로 자리잡는다." 등등 여러 얘기들을 하지만 그 또한 처음에는 부담이라 생각된다. 꼭 그렇게 해야지 하는 부담을 갖고 하면 스트레스도 받고 3일만 지나도 하기 싫어지는 것 같아서 나는 바로 실행했다.

대중교통 이용하기(건강을 생각한다면 자가용은 집에 모셔두기를 바란다)

약속이 있거나 집을 나오면 그 시간이 운동을 하는 시간이다. 30분 이내의 거리는 걸어라. 일부러 시간을 내지 말고 약속도 운동처럼 '움직인다'는 생각을 하는 생각습관을 들여라. 처음엔 그 생각이 안 들지만 자꾸 그렇게 생각하면서 나가면 자연히 걷거나 뛰게 된다.

만약 전철로 이동하면 더더욱 좋다. 약속 시간보다 조금 일찍 나가서 에스컬레이터나 엘리베이터를 이용하지 말고 무조건 계단을 이용하는 습관을 들여라. 기왕이면 계단이 높고 많아서 약간 돌아가더라도 환승역을 이용하면 좋다.

약속장소로 갈 때 버스로 이동하는 경우 미리 몇 정거장 전에 내려서 걷거나 뛰어라. 중요하거나 예의를 갖추는 자리가 아니라면 친한 사람과의 만남은 운동복을 입고 가면 어떨까? 운동한다고 오히려 대단하다고 하지 않을까!

출퇴근 시간 활용하기

우연히 티브이를 보는데 60대가 넘으신 의사가 1시간 거리를 달려서 출퇴근한다는 내용이 나왔다. 환자들의 치료방법으로 달리기가 좋다며 달리기 예찬을 하는 것이었다. 그 의사처럼 바쁜 현대사회에는 별도의 시간을 내서 하기보다는 출퇴근 시간을 이용하는 것도 하나의 방법이다.

하루 한 끼나 두 끼를 뛰는 데 투자하기

나는 은퇴를 하고 습관을 확 바꾸었다. 아침 겸 점심으로 단백질 음료를 먹거나 간단히 과일 또는 견과류와 멸치를 섭취한다. 처음에는 허기를 많이 느꼈다. 그러나 그것을 한 달 정도 참고 견디니 아침과 점심은 그렇게 배가 고프지 않다. 배가 적응을 하는 것 같다. 은퇴하고 내려왔을 때는 마라톤을 하고 있는데도 배가 튀어나와 썩 보기 좋지 않았지만, 지금은 복근이 조금씩 보이기도 해서 더 열심히 해야겠다는 마음이 생겼다.

오후 6시 전까지 저녁을 먹고 뛰는 시간 내기

저녁식사와 술은 특별한 약속이 없으면 6시 전에 끝내는 것을 추천하고 싶다. 특히 저녁식사를 한 후에 잠들기 전까지의 시간을 최대한 늘리는 것이 좋다는 것은 누구나 안다. 실천을 했으면 한다. 배가 나온 사람에게는 상당히 도움이 된다. 나의 경험으로 보았을 때 최고 효율적이다.

술을 좋아해서 술을 한 번에 끊기가 쉽지 않다면 이런 방법도 있다. 주중에는 회사의 근무시간 때문에 낮술을 할 수 없지만 주말에 저녁술보다는 건강을 위해 기분 좋은 정도의 간단한 낮술을 하면서 서서히 줄여 나가는 것도 괜찮지 않을까?

6시 전에 먹는 음식은 최대한 많이 먹어도 나는 배가 나오지 않았다는 것을 말해주고 싶다. 무조건 굶는 것은 절대 좋은 방법이 아니다. 많이 먹더라도 과학적으로 먹고 운동을 열심히 한다면 누구나 건강을 유지할 수 있지 않겠는가.

마라톤을 하면 반드시 잘 먹어야 한다. 뚱뚱하면 못 달린다고 안 먹어서는 절대 안 된다. 마라톤대회에서 심장마비로 많은 사람이 죽는다. 오버페이스로 심장마비가 와서 죽는 경우도 있지만, 영양 결핍이나 미네랄 부족 등의 원인으로도 사망한다고 한다.

조엘 월렉 박사Dr. Joel Wallach의 저서《죽은 의사는 거짓말을 하지 않는다》에 의하면 땀을 흘릴 때 60가지의 필수 미네랄을 모두 함께 내보낸다고 한다. 단지 칼륨만 내보내는 것이 아니고 모든 셀레늄도

땀과 함께 내보낸다고 하기 때문에 결핍된 영양소는 영양제로 보충하지 않으면 심근증에 의한 심장마비에 걸릴 위험이 크다는 것이다.

내가 돈이 없지, 가오가 없냐?

고집이 너무 세다는 얘기를 주위사람들로부터 많이 듣는다. 나는 청개구리처럼 주위의 말을 잘 듣지 않는다. 어떤 한 가지에 몰두를 하고 내 생각이 옳다고 판단되면, 설사 그것이 잘못된 선택일 수 있어도 남의 생각에 따라가지 않고 끝까지 하는 경향이 있다. 주변 지인들이 나이가 몇인데 마라톤을 하냐고, 기존에 운동을 한 것도 아닌데 관절 나가니까 하지 말라고 극구 말린다. 그렇게 말리는 데도 불구하고 고집을 피워 50대 초반에 마라톤을 시작하여 지금까지 하고 있다.

어느 날 평범하게 동네를 조깅하는데 우연히 마라톤 영상을 보고 있는 사람을 보았다. 마라톤을 시작하기 전에는 '저렇게 힘들고 지루한 운동을 왜 하지?' 하고 마라톤에 대해 좋게 생각하지 않았다. 더군다나 나에게는 부정맥이 있고 다리도 약간 O형에 짧은 숏다리라 심리적으로나 신체 면에서도 아니올시다였다.

그러던 내가 마라톤을 시작하게 된 것이다. 사실 그냥 뛰다보니 계속하게 되었다. 특별한 계기는 없지만, 신체적 조건이 남들에 비해 열약했기에 더 도전하고 싶었는지도 모른다.

아무튼 마음을 먹고 실천하기로 했다. 마라톤대회를 검색해보니 국제마라톤은 직업선수들이나 국가대표들만 나가는 줄 알았는데 아니었다. 직업선수는 엘리트 선수라고 부르고, 직업이 따로 있고 취미 삼아 하는 일반인들은 마스터스 선수라고 부른다. 그때까지만 해도 나는 마라톤을 처음 접해서 마스터스가 일반인 선수들인 줄은 몰랐다.

그렇게 시작된 마라톤을 7년이 지난 지금도 한다. 처음 마라톤을 할 때 말리던 주위사람들도 풀코스를 한 번의 포기도 없이 수십 차례 달리는 것을 보고 응원을 아끼지 않고 대단하다고 말해준다.

마라톤의 성취감은 안 해본 사람은 절대 느끼지 못할 행복이다. 러너스 하이Runner's High는 사람마다 오는 시기가 조금씩 다르지만 내 경우는 달리기 시작한 지 30분에서 1시간 사이에 온다. 이 러너스 하이는 뛰는 사람들에게 뇌에서 분비된 호르몬 엔돌핀이 주는 보상이다. 죽을 만큼의 고통과 인내 뒤에 희열과 성취감이 따라오는 것이다. 우리는 보통 스트레스를 술로 풀지만 나는 러너스 하이의 맛을 보고 술보다는 마라톤을 더 사랑하게 되었다.

술을 먹는 동안은 잠시나마 힘든 세상을 잊을 수 있어서 나도 술을 완전히 끊지 못하지만, 마라톤을 접하면서 과거만큼 많이 마시지 않는다. 아직 의지가 단단하지 못해서인지는 몰라도 은퇴를 하고 고향에 내려와서도 여전히 술은 마신다. 하지만 전처럼 찾아서 마시려고 하지는 않는다. 고향에 내려오면 고향친구들뿐만 아니라 나름 아는 사람들도 많지만 일부러 내려왔다고 전화하지 않는다. 연락을 하면 당연히 한잔하기 마련이기 때문이다. 내가 내려와서 해야 할 목표가 있는데 방해가 되는 일들이 생길 것은 불을 보듯 뻔하다. 그래서 내가 고향에 내려와서 마시는 술은 거의 혼술이다. 조절이 가능하기 때문이다.

은퇴를 하고 또 다른 일상이 생겼다. 요즘 코로나로 집에 직접 헬스기구를 설치해서 운동을 한다. 퇴직을 한 만큼 헬스장을 다니는 걸 과소비라고 생각한 나는 온라인 쇼핑으로 가성비가 우수한 헬스기구를 비교해서 근력운동에 꼭 필요한 기구를 큰마음 먹고 구매했다.

철봉, 아령, 푸시업 바, 바벨은 세트로 된 스미스 머신이 아닌 원판, 바벨봉, 바벨거치대를 별도 구매하여 나이가 들면 급격히 떨어지는 근력을 채우기 위해 진행형 노력 중이다. 처음엔 턱걸이를 하나도 못 했는데 수시로 철봉에 매달리니 하늘도 노력한 자를 보우하사 6개월도 안 되어 지금은 10개는 가뿐히 하고 15개에 도전할 정도가 되었다. 푸시업도 손목에 무리가 가지 않도록 푸시업 바를 구입하여 처음에는 10개를 겨우 했는데 지금은 50개 하고 중간에 1분 휴식을 취하며 3세트는 기본으로 한다.

예전에 티브이를 시청하다가 탤런트 차인표 씨가 운동비결을 말하는 중에 하루에 푸시업을 1,000개씩 매일 한다고 한 기억이 나서 나도 그렇게 1,000개 이상을 3개월째 꾸준히 실천 중이다. 선하고 강한 의지로 나를 바꾸고 있다. 앞으로는 지금 하고 있는 혼술도 한 주를 마무리하는 금요일에만 맘껏 마시는 걸로 횟수를 줄이는 습관을 실천하려고 한다.

이렇게 좋은 습관을 들이려다보니 자연스럽게 과거 오래된 나쁜 습관을 버리면서 나도 모르게 연속적으로 좋은 결과를 낳고 있다. 만약 현재 편한 게 좋아서 과거의 나쁜 습관에 안주한다면 이번 생에서는 거기까지가 자신에 대한 그릇인 게 아닐까? 안정된 생활은 누구나가 원하는 생활이다. 그러나 세상은 내가 원하든 원하지 않든 내 마음대로 굴러가지 않는다. 나이 들수록 몸이 아플 것이고 일상도 내 마음대로 안정된 생활을 보장할 수 없게 된다.

아프기 전에 몸을 움직이고 나의 삶이 좀 더 나아질 수는 없을까? 그러려면 내가 무엇을 해야 하나? 질문하고 답을 찾아야 한다. 하늘은 사람들에게 행복을 주기 위해서 반드시 불행이란 친구를 먼저 보낸다고 한다. 그 불행과 고통을 잘 견디면서 긍정적인 생각과 습관으로 실천하는 노력을 하고 있으면, 언젠가는 이후에 오는 삶에 행복이란 선물을 준다고 한다. 불행이 찾아왔다면, 혹은 그 불행이 오기 전에 미리 내가 준비를 하면 어떨까? 은퇴를 하고 인생에 대한 겸손을 다시 한 번 배우게 된다.

뛰니까 살맛 납니다

은퇴를 했기에 많은 소비와 탐욕으로 하고 싶은 것을 하겠다고 고집 부릴 수 없다. 다행히 나는 밥은 먹을 정도의 여유는 있다. 은행에서 고객들과 상담을 할 때의 일이다. 지인 집에 어린 자녀와 살고 있는데 지인이 집을 팔아야 해서 부득이 집을 비워줘야 한다는 분, 70세가 넘어 젊은 시절에 사업이 부도가 나서 빚을 갚고 있는 중인데 나이가 많아서 일자리도 없고 당뇨 합병증 등 몸이 아파 힘들어하시며 컨설팅 중 눈물을 흘리시던 분, 보이스피싱 등 사기를 당해 빚더미로 혼자 사는 분이 자살시도까지 했다는 등 힘드신 분들이 너무도 많다. 경제적으로는 도움을 드릴 수 없어 말씀을 들어주는 것밖에는 내가 해줄 것이 없어서 너무 안타깝고 힘들었다.

중년이 되면 눈물이 많아진다고 한다. 특히 중년남자들은 드라마만 봐도 눈물이 난다고 한다. 나도 중년이다. 그래서 주위에 힘드신 분들 보면 마음이 너무 아프고 눈물이 나서 한참을 멍 때리다가 눈물을 삼키곤 한다. 삶이란 무엇일까? 우리는 이 세상에 나올 때는 우리의 의지로 태어나지 않았다. 다른 세상으로 갈 때는 자연에 의해서도 가지만, 막다른 길에 몰리면 자신의 의지로도 갈 수 있다는 게 암울하다.

한편으로는 금융해설사 자격을 취득하면서 미흡하나마 32년간의 금융실무를 한 나의 경험을 살려서 사회취약계층과 금융취약계층을 대상으로 강의활동을 하고 있어서 마음이 뿌듯하다. 강의를 나가면 강의를 들으시는 분들이 나에게 좋은 말씀들을 많이 해주셔서 오히려 내가 배우고 힐링이 되고 있다.

고맙게도 경제 개념도 조금이나마 은행에서 배웠고, 뇌출혈이었지만 가족의 도움으로 이겨냈다. 앞으로도 얄팍한 경제지식과 건강 마라톤으로 나보다 어렵고 힘든 사람들에게 조금이나마 생활에 보탬이 되고 싶다. 또한 나이 들수록 건강이 중요하다는 나의 경험을 통해 얻은 지식을 나누고 다른 사람들에게 도움이 되는 삶을 살면 참 좋겠다 생각한다. 돈은 없지만 선한 의지는 있으니 이 생 다하는 그 날까지 유의하면서 선한 영향을 나누고 싶은 마음이다.

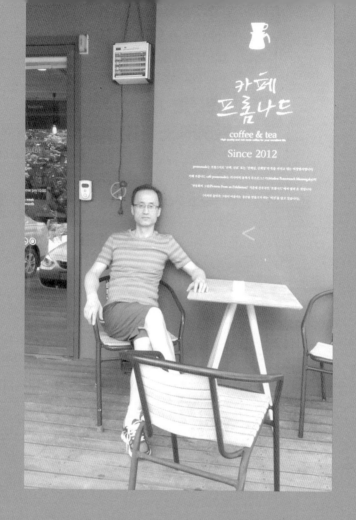

돈은 없지만 선한 의지는 있으니
이 생 다하는 그날까지 유의하면서
선한 영향을 나누고 싶은 마음이다.

친구는 승진소식,
나는 퇴직소식을 전했다

친구가 임원으로 승진한 날 축하문자를 보냈다. 이틀 만에 전화가 왔다. 승진 축하로 술 마시느라 전화가 늦었다며 미안하다고 했다. 은행에 들어와서 같이 축구동호회도 하는 등 친한 동기들 중 한 명이지만 지금은 서로 근무하는 지역과 사는 지역이 멀어져 못 만난 지 오래된 동기였다. 그렇지만 젊은 시절 축구를 같이 할 때 아주 친하게 지냈기에 마치 내가 승진한 기분으로 축하를 건넸단 걸 친구가 안 걸까?

보통의 경우 친구는 잘나가고 나는 퇴직 등으로 못 나가니 자기한테 부탁이라도 할 셈으로 연락한 줄 알고 전화를 안 하는데 그 친구는 내게 전화를 해왔다. '후일에 내가 잘나갈 것을 어떻게 알고…. 자슥, 보는 눈은 있어가지고.ㅎㅎ' 축하해줘서 진심으로 고맙다고 하면서 부임하는 곳으로 언제든 놀러오라고 했다. 식사도 하고 술도 한

뛰니까 살맛 납니다

잔하자고 했다. 30년 봐온 친구지만 잘나가도 한결같다. 다시 한 빈 친구의 승진을 축하한다.

하지만 친구 승진이 부럽지는 않았다. 부럽다는 것은 어떻게 보면 배가 아픈 생각일 것인지도 모른다. 나는 조직에서 뒤처졌다고 인생의 낙오자처럼 살 이유는 전혀 없다고 생각한다. 조직이 나를 알아보지 못한 거겠지라고 생각한다. 조직에 있을 때 승진이 빠른 사람도 나중에 보면 오히려 더 못한 사람들이 많다. 처음에 지하방에서 살다가 지상에만 살아도 얼마나 좋을까 하다가 막상 지상에 올라오면, 더 넓은 집에 가고 싶어 한다. 그 넓은 집에서 지하방으로 결코 돌아가고 싶지 않듯이….

그래서 조직에서 빠른 승진으로 관리만 하다가 막상 조직을 나가면 지시할 사람도 없고 도와주는 사람이 없다. 조직을 떠나면 부하 직원들도 나 몰라라 한다. 딱 조직 안에서만 대우를 해주는 것이다. 말로만 하고 손발을 움직이지 않다가 조직을 떠나서 모든 것을 스스로 해야 하니 나이도 먹고 힘들다. 반대로 조직과 맞지 않고, 조직에서 실력 및 왕따 등 부적격자로 보인 사람들도 막상 세상에 나가서 더 잘된 사람들도 적지 않다. 오히려 퇴직하는 순간 모든 것을 내려놓아야 함에도 그 왕관 맛을 본 사람은 권위를 내려놓고 싶지 않은 듯 보인다.

입사동기들은 상고를 졸업하고 은행에 들어와서 거의 조직에만 충성했다. 나는 그렇지 않았다. 친한 동기들이 승진할 때면 조금은 부러웠지만 나의 확고한 마음은 흔들림이 없었다. 나는 은행을 나가면 해야 할 일을 먼 미래를 보고 준비 중이었기 때문이다. 보잘것없는 나를 좋아해 주던 퇴직하신 선배님이 직원 문상 술자리에서 해준 조언이 "조직에 100% 충성하지 마라. 반드시 후회한다"라는 것이었다. 그분은 이미 퇴사를 해서 후회되었던 부분을 진솔하게 말해주었다. 그 말씀을 명심했기에 동기들은 승진 등을 위해 회사에 올인하고 있을 때 나는 오래전부터 대학과 대학원 석사졸업을 하였고 자격증도 동기들보다 많이 취득했다. 뿐만 아니라 마라톤과 함께하며 정신적·육체적 건강을 챙기며 미래를 위한 준비의 원동력을 갖췄다.

그런 좋은 분도 계신 반면에 일부 동료들로부터 업무상으로도 뒤통수를 맞았다. 소수의 동료들로 인해 직장에서 스트레스를 많이 받았다. 나는 고지식하고 조금 융통성이 없어서 일부 동료들로부터 느낌상 조금 소외되는 느낌도 들 때가 있었다. 고민도 많았다. '관둘까?' 이런 생각도 많이 했지만 버티면서 다른 방향으로 나의 삶을 개척해보기로 마음을 다잡았다. 열심히 일하면서 고객에게 최선을 다하다 보면 향후 퇴직 후에도 내가 가는 길에 버팀목이 되어주는 분들도 많이 있을 거라 생각했다.

퇴근 후, 집에 와서 저녁을 먹으면서도 은행에서 걸려오는 고객님 전화는 모두 다 받았다. 하물며 화장실에서도 전화를 받았다. 그러자

뛰니까 살맛 납니다

잠자기 전까지 은행원이 전화를 받아주는 경우는 없었다고 고객들이 말해주었다. 고객 핸드폰번호를 저장하고 걸려오는 고객님의 전화를 받으면서 한 분 한 분 정성껏 이름을 불러주었다.

대인관계에서 한 번 정도 대면하거나 전화통화를 하지 않은 사람이 본인의 이름을 불러주면서 알아봐주면 상대방으로부터 기억되고 인정 받는다고 느껴 마찬가지로 상대방도 호감을 느낀다고 한다. 그렇게 1년이 지나니 고객들과 친해지기 시작했고 개인적으로 서로 소통하는 분만 1,000명이 넘게 되었다. 참 고마운 분들이다.

그분들의 도움으로 요즈음 핫이슈이자 미래산업이기도 한 디지털금융부문 명장 및 표창장 등을 3년동안 매반기마다 수상했다. 개인여신부문, 기업여신부문 등 여러 분야별로 상을 주지만 디지털금융에 강한 젊은 친구들을 제치고 상을 받아서 더욱 의미가 있었다. 승진은 윗사람들에게 잘 보여 인사고과도 잘 받아야 하지만 개인 실적은 오로지 내 실력이다. 직장생활을 잘 버티기 위해 고객에게 최선을 다하겠다는 마음이 결실을 맺고 단기간에 많은 상을 받게 되어 더욱더 기분이 좋았고 영광이었다.

퇴근하고 집에 와서도 고객님들의 금융거래 관련 궁금증을 해결해드리며 내 나름으로 능력을 차별화했던 덕분이다. 은행원이 밤늦게까지 거래에 관련된 궁금한 사항을 해소해준다는 소문이 돌아서 어느 카페모임에서 글을 보고 거래회사가 아닌데도 전화했다는 연락이 오기도 했다.

매사에 꾸준한 노력과 나만의 차별화 없이는 성과가 없다는 교훈을 얻었다. 누구나 말하는 것처럼 조직에 몸 담고 있을 때 그 직함으로 대접을 받는 것이지 조직을 떠나는 순간 홀로서기를 해야 한다. 특히 은행원들은 직장을 다니는 동안에는 급여를 많이 받는다. 하지만 준비되지 않은 상태에서 조직을 떠나는 순간 중소기업에서도 필요로 하지 않는 직종임은 자명한 사실이다.

원래 나는 타고난 능력이 부족했었다. 지금부터로 30년 전 시절을 잘 타고나서 은행에 입사했었다. 그 좋은 시절에도 두 군데에서 떨어졌다. 친한 은행 동기들과 어울려서 놀 때도 은행 친구들에 비해 어울려 노는 것조차도 부족한 점이 많다는 것을 스스로 알았다. 그러나 지금은 그 능력의 부족함에 감사하고 있다. 만약 내가 동기들처럼 눈치도 빠르고 업무능력이 있었더라면 아마 자만심에 사로잡혀서 꾸준한 도전과 노력을 하지 않았을 것이다.

그래서 퇴직한 선배님이 은행원의 퇴직 후 삶에 대해 일러주신 것을 더더욱 명심했다. 부족한 능력을 보완해 주는 것은 꾸준한 노력과 도전밖에는 없다. 그 보완점을 찾기 위해 직장 외의 다른 공부도 동기들과 다르게 열심히 했다. 먼 미래에 조직을 떠날 준비를 미리미리 한 것이다.

직장을 다니면서 주말반인 학점은행제 학점인정으로 대학을 졸업하고 졸업 당시 사회교육원장상이 아닌 대학총장상을 받았다. 그 후 바로 대학원에 입학하여 직장동료들의 따가운 시선을 뒤로한 채 주중 일을 최대한 빨리 마치고 대학원 수업을 들었다.

그렇게 노력한 결과 40대 후반에 대학원에서도 5학기 중 3학기를 성적우수장학금을 받고 다녔다. 첫 학기는 처음이라 수업을 적게 들어 학점이 부족하여 못 받았고, 마지막 학기는 이미 필요학점을 모두 수강하여 한 과목만 해도 되는 바람에 성적우수장학금에 대한 학교 방침에 해당이 안 되어 장학금을 받지 못했을 뿐이다.

이 글을 쓰고 있는 지금도 능력이 부족한 것이 사실이다. 하지만 포기하지 않는 이상 언제나 나는 진행형이다. 살면서 인생의 비바람은 많이 불 것이다. 나는 비바람을 온 몸으로 맞아 주면서 신나게 울어줄 것이고 이겨낼 것이다.

나도 요즘 젊은 친구들이 하는 인스타그램, 페이스북, 네이버 블로그 등을 한다. 활동을 많이 하는 편은 아니지만 시대의 트렌드를 알고 늙어가는 마인드를 줄여보기 위함이고 가끔은 나의 생각을 올리기도 한다.

"우울, 힘듦, 괴롭히는 모든 친구들, 짜식 내가 다 받아줄게."

"나의 가치를 모르는 돌멩이로 살지 말고 나의 가치를 알아주는 사람의 보석으로 살자."

"오늘 인생의 비가 온다. 청춘은 다시 오지 않는다, 신나게 울자.

느끼는 그대로."

"비는 하늘의 춤이다." 등등의 글을 올렸다.

'욱이생각'으로 글을 쓰며 나 스스로에게 용기를 준다. 실패는 해도 포기하지 않는 자는 인생의 낙오자가 아니라고 하지 않는가. 조직의 승리자는 소수 정예일지 몰라도 생을 마감할 때의 승리자는 내가 되어 있을지 누가 알겠는가!

지나간 과거를 돌릴 수만 있으면 고민해서 노력하고 도전해서 돌릴 수 있겠지만 이 세상 어느 누구도 그럴 수 없다. 과거에 집착하지도 말고 오지 않을 미래를 불안해하지도 말자. 오로지 현재에 충실하고 도전과 노력에 끈을 놓지 않는다면 좋은 결실이 있을 것이라고 확신한다. 설령 아니더라도 매순간순간 후회 없는 삶을 살면 그걸로 나는 만족한다.

앗, 친구를 축하한다고 쓴 글이 주저리주저리 나의 삶에 만족한다는 글이 되고 말았다. 아무튼 친구야 진심으로 축하한다. 늘 건강하길 바란다.

뛰니까 살맛 납니다

30년 직장생활을 뒤로하고

책을 읽고 계실 독자들 중에도 나이로 따져서 은퇴가 많이 남으신 분들도 계시고, 나이에 관계 없이 시간적 자유를 얻기 위해 다니던 직장을 그만두는 분들도 있으리라 짐작한다. 젊을 때 은퇴를 생각하는 분들은 실패를 하더라도 다시 직장에 들어가거나 새롭게 시작할 시간이 있다. 하지만 50대가 넘어 자의든 타의든 직장을 떠나게 되면 인생의 앞길이 참 막막하게 느껴질 뿐이다.

돈과 시간이 있더라도 무엇을 해야 할지 모르는 사람, 돈이 없어 앞으로 살 걱정을 하니 잠이 안 오는 사람, 직장에서 열심히 일하다가 막상 나오니 함께 어울릴 동료가 없는 사람들이 다양한 형태로 걱정을 안고 퇴사를 하게 된다. 미리 준비를 하지 않은 상태에서 '산 입에 거미줄 치랴'라는 생각으로 자기 위로를 하지만 속은 탄다. 내 주변에도 그런 동기들이며 지인들을 많이 보았다.

상고를 졸업하고 은행에 들어왔는데 대학교와 대학원을 가고 싶은 열망은 사그라들지 않았다. 은행 문을 내리고도 잔업이 많아서 늦게까지 일했었다. 과거에는 토요일도 오전에는 근무를 했다. 그래서 근무를 하면서 학교를 다닌다는 것은 있을 수 없는 일이었다. 그 당시에는 학교를 가야 해서 퇴근한다는 것은 그만두겠다는 얘기나 마찬가지였다. 지금은 환경과 세대가 바뀌어서 퇴근시간에 맞게 정확하게 나갈 수 있는 근무환경이 되었지만, 그때는 공부를 하거나 여가시간을 꿈도 꿀 수 없었다.

하지만 나는 공부를 하고 싶다는 생각을 늘 갖고 있었기에 앞에서 언급했듯이 퇴직선배님의 말씀을 계기 삼아 학업을 계속하기로 결심을 굳혔다. 군대말로 짬밥을 먹고 어느 정도 연차가 쌓이자 주말을 이용해 대학 공부를 했다. 은행에 들어갈 때는 상고 자격으로 들어갔지만 원래는 전문대 1년을 다녔다. 전문대에서 취득한 학점을 인정받아 편입학으로 들어가서 2년 6개월 동안 주말에는 오로지 대학공부에 올인 했고 졸업 후 바로 대학원을 갔다.

지금 와서 돌이켜보면 어떻게 거의 5년 이상 공부를 했는지 신기하다. 지금 하라면 못할 것 같다. 군에 갔다 온 남자들이 이구동성으로 말하는 것처럼 알고는 가기 싫은 군대이고 꿈에 다시 입대를 한다고 가위 눌리듯이, 지금은 나이가 들어서 그렇게까지는 하고 싶지 않지만 그때의 내가 참 잘했다는 생각이 든다.

모든 것이 때가 있다고 하지 않는가? 나이에 맞게 기회를 잘 잡는다고 해서 여생도 다 잘풀리는 것은 아니지만, 꾸준한 도전과 노력으로 행한다면 나이 들어 '그때 그랬더라면'이라는 후회는 하지 않을까 싶다.

"직장생활은 회사에서 나가라고 할 정도만 아니게 일하고 자의든 타의든 회사를 떠날 때는 웃음 짓고 나오는 사람이 되어라"라고 말해주고 싶다. 물론 열심히 해서 승진을 하면 회사를 다니는 동안은 월급을 많이 받고 남들보다 소비도 많이 할 수 있는 풍요로운 삶을 산다. 하지만 우리는 착각을 한다. 계속 이렇게 많은 급여를 받을 것이라고. 나도 그랬었다.

그래서 대부분의 사람들은 풍요롭게 급여를 받는 만큼 소비도 풍요롭게 한다. 나도 남들이 보기에 많은 급여를 받는 편이었다. 퇴직 전 직장을 다닐 때는 더 많은 소득을 얻고 싶었다. 그런데 막상 퇴직을 하고 소득이 줄어드니 몇천 원 안 되는 커피 한 잔의 금액에도 신중히 소비를 하게 되었다.

퇴직을 하고 고향에 내려와서 생활습관과 소비습관이 바뀌었다. 설탕이 들어가지 않는 아메리카노를 좋아해서 스틱커피, 동네 마트 캔커피, 동네 중소체인 커피전문점, 온라인쇼핑 더치커피 등 가성비 좋은 커피를 찾아 다녔다. 처음에는 동네 중소체인 커피전문점을 이용했지만 지금은 온라인으로 더치커피를 구입해서 물에 타서 마신다. 커피숍까지 오고가는 시간도 줄이고 물에 타서 한 병을 분할해서 마시니 커피에 들어가는 소비가 줄었다. 더치커피도 맛이 훌륭하다.

은퇴 후 식사도 간단히 한다. 똥배가 들어가는 데 많은 도움이 되므로 아침 겸 점심을 계란 또는 바나나 등으로 간단히 먹고 만다. 이런 생활을 몇 달간 하고 나니 소비도 줄고 술도 적게 먹게 되고 똥배가 들어갔다. 물론 매일 달리기 10km와 근력운동을 꾸준히 한 것도 도움이 되었다.

완벽한 퇴직 준비는 아니지만 나는 퇴직 이후에도 일을 하기 위한 준비와 노력을 10년 가까이 했다. 또한 뇌출혈로 많은 것을 깨닫게 되었음에도 불구하고 몸이 회복됐다 싶으니 마라톤을 하면서도 술을 많이 마시고 다녔다. 그러나 은퇴를 하고난 지금은 가끔 가볍게 혼술하는 정도이고 이 또한 점점 줄여가고 있다. 과거에 소주 2병을 마시던 것을 혼술은 반병, 좋은 분들과 함께하는 술은 한 병으로 기분 좋을 때만 마신다. 그리고 기분이 안 좋을 때는 달리거나 근력운동으로 스트레스를 풀고 있다.

'작시성반作始成半: Well begun is half done'

무슨 일이든지 시작하기가 어렵지 일단 시작하면 일을 끝마치기는 그리 어렵지 않다는 사자성어다.

뛰니까 살맛 납니다

은퇴 후 고향에서의
첫 언택트 마라톤에서

　은퇴 후 가족들은 그대로 서울에서 거주하고 나는 고향인 대구에 내려와 집을 구했다. 이삿짐을 풀랴 새로 인테리어를 하랴 분주한 나날을 보내던 중 우연히 대구국제마라톤 소식을 보고 참가 신청을 했다. 코로나로 인한 언택트 마라톤이어서 각자 자기 집 주변이나 좋아하는 코스에서 자유롭게 달린 뒤 어플에 기록을 업로드하는 방식이었다.

　이삿짐을 아직 풀지 못한 상태에서 대회 날이 되었고, 마라톤을 하기 위해 아침 일찍 집 주변인 남천강변 산책로에 나갔다. 몇 개월 동안 중단했던 마라톤을 한다는 기대감에 몸이 근질근질했다. 강변로에 도착해 대구국제마라톤 앱을 열고 스타트 준비를 했다.

　30년 넘게 수도권에서 생활하다가 고향에서 처음 달리는 마라톤이라 그런지 설레는 마음을 감출 수가 없었다. 목표는 10km여서 가벼운 마음으로 뛸 수 있겠다고 생각했다. 하지만 2km도 채 지나지 않아서 힘들어지기 시작하였다. '한 달에 네 번 대회에 참가하고 42.195km를 완주한 내가 이렇게 부실체력이던가?' 싶은 생각이 들었다.

핑계를 대자면 두 달 넘게 운동을 못했던 데다가 전날 한꺼번에 택배가 수십 개 도착한 바람에 정리하느라 진을 뺐다. 살면서 그렇게 많은 택배를 받아본 적이 없었다. 늦은 시간까지 집 정리와 택배 언박싱을 했다. 그러다가 칼에 손가락이 베었다.

집에 구급약품이 없어서 급한 대로 피가 솟구치는 손가락을 휴지로 감쌌다. 약국은 토요일이라 닫혀 있었다. 다시 인근 슈퍼로 달려가 밴드가 있는지 물었다. 평소 밴드를 찾는 손님이 별로 없는지 사장님은 가게 이곳저곳을 살펴야 했다. 끝내 구석에서 밴드를 찾아 건네주셨다. 800원짜리 소액 구매임에도 불구하고 끝까지 찾아준 사장님께 감사한 마음을 느끼고 집으로 돌아왔다.

전날 이런 소동이 있었지만, 그마저도 당장은 핑계일 뿐이었다. 포기하고 싶은 나태한 생각을 뒤로 하고 참고 달리기로 했다. 달릴 때는 생각을 비우기도 하고, 파이팅의 의미를 담은 문장을 반복하기도 한다. "하나둘 하나둘" 구령을 붙이거나 유튜브에서 유명한 아마추어 마라토너처럼 "가자, 가자"라고 외쳐보는 식이다. 그날은 새로운 구호를 외치며 달렸다.

뛰니까 살맛 납니다

"구급상자, 사이클, 구급상자, 사이클!"

수백 번 이상을 외쳤다. 뭔가를 기억하려고 외치면서 달리다가 그걸로도 부족하다 싶을 땐 달리기를 멈추고 메모를 한다. 한 살씩 나이를 먹어가면서 방금 생각했던 것도 뒤돌면 까먹곤 한다. 그래서 남들이 생각하기에 하찮고 사소한 생각도 메모하는 습관이 몸에 배어 있다. 어제 다친 일을 떠올리며 평소에도 구급약품이 필요하겠다는 생각이 들었고 사이클은 도전해보고 싶어서 알아봐야겠다고 생각했다. 그래서 반복해 외친 것이다.

남천강변 산책로에는 자전거 전용도로가 있어서 사이클 타는 사람들을 쉽게 목격할 수 있다. 총각 시절에 사이클을 좋아해서 서초동의 은행 합숙소에서 화양동 근무지까지 출퇴근했던 경험이 있다. 폭우나 폭설이 내리지 않는 이상 테헤란로를 거쳐 삼성동 영동대교까지 한 시간이 넘도록 사이클로 지나다녔다. 달리다 보면 이런저런 생각이 떠오르는데, 출퇴근시간을 건강하게 활용하던 그때를 회상하며 다시 사이클을 타보겠노라 문득 든 생각과 다짐이었다.

목표한 10km를 달리고 난 뒤 곧바로 집 근처에 있는 약국으로 갔다. 요즘은 구급상자를 찾는 사람이 없어서 비치해 두질 않는다며 2km 거리의 대형약국을 대신 안내해주었다. 그러나 그곳에도 가정용 구급상자는 없었다. 한때 가정용 구급상자를 두는 것이 상식처럼 생각되었던 시절이 있었는데 이제는 아닌가 보았다. 과거 사이클을 타고 영동대교를 건널 때와 지금이 많이 달라졌듯이, 우리 일상에서 변해가는 게 참 많다는 생각이 들었다.

변화를 거듭하는 세상에 적응하는 게 쉽지만은 않다. 그렇지만 배움의 자세를 유지해야 한다. 나 역시 퇴직하고 나서 새로운 인생을 시작해가고 있지 않은가. 할 수 있다는 긍정 마인드로 차근차근 나아가다 보면 천천히 적응할 수 있을 것이다.

마라톤은 내 안에서 긍정 마인드 습관을 자연스럽게 길러 주었다. 긍정 마인드로 인한 생각의 변화는 효과적인 대인관계를 만드는 데, 은퇴 후 새로운 삶을 설계하는 데에도 도움이 되었다. 매사 부정적이고 쉽게 포기하던 내가 7년 이상 마라톤을 해온 것 또한 마라톤이 가져다 준 긍정의 선순환으로 가능했다. 덕분에 지금도 꾸준히 마라톤을 즐기고 사랑하며 살고 있다.

뛰니까 살맛 납니다

하루 중 달리기를 하면 좋은 시간

나는 오전, 오후를 가리지 않고 시간이 나는 대로 달린다. 계획을 세우면 꼭 일이 생기기 때문이다. 계획을 미리 세우게 되면 정한 시간이 되었을 때 달리기뿐만 아니라 어떤 운동이든 하기 싫어져 머릿속으로 어떤 핑계든 댄다. 그래서 달리기만큼은 계획을 하지 않고 그냥 틈틈이 시간만 생기면 달린다. 사람마다 자신의 성향과 체질에 맞는 시간이 있다. 처음에는 부담없이 되는대로 오전, 점심, 오후, 저녁, 새벽을 이용하여 달려보고 차차 습관이 몸에 붙으면 본인에게 맞는 달리기 시간을 정하는 것을 추천한다.

최적의 시간대를 찾는 정도의 수고는 하여야 더욱더 즐거운 달리기를 하게 되리라. 오래도록 지속 가능하게 운동을 하기 위해서다.

과음과 맞바꾼 완주의 꿈

나이키, 아디다스, 아식스, 뉴발란스 등 스포츠 브랜드에서 매년 마라톤 대회를 연다. 그중 5월에 개최되는 아디다스 마라톤 대회에 참가한 때의 일이다. 대회 전날 중국에서 일하는 동생이 한국에 출장을 와서 거하게 한잔 했다. 대회 당일 몸살로 참가를 포기하려다가 마음을 고쳐먹고 대회 장소로 출발했다. 가는 내내 비가 오다말다하면서 바람도 거세게 불었다. 추위를 온몸으로 느끼고 있었지만 꾸역꾸역 장소에 도착했다.

선수들의 짐을 도착 장소로 옮기는 트럭에 겉옷가지를 비롯한 짐을 맡기기 위해 한참을 기다렸다. 그런데 마라톤을 위해 상의는 싱글렛을 입고, 하의는 숏팬츠를 입고 기다리다보니 추위는 말도 못했고, 이러다간 금방이라도 쓰러질 것만 같았다. 20분가량 기다리다가

뛰니까 살맛 납니다

거의 내 차례가 되었을 때 아무래도 쓰러질 것 같아 포기하고 집으로 향했다.

지하철로 집에 오는 길 내내 많이 속상했다. 이제껏 한 번도 대회를 불참한 적이 없이 무조건 출전했다. 얼마나 미쳤으면 마라톤을 시작한 초창기에는 절친한 친구의 어머니가 돌아가셨다는 비보를 받고도, 몇 개월 간 준비해 온 마라톤을 완주하기 위해 모친 문상을 가지 못한 적도 있었다.

부조는 나름으로 성의를 다했으나 그렇다 한들 사람의 성의에 비할 수 있겠는가? 아내조차 문상을 안 가고 대회에 간 것은 상식적으로 어긋난다고 했다. 다행히도 친구가 대인배여서 지금까지도 잘 지내고 있지만 늘 미안한 마음을 갖고 있다. 그 정도로 마라톤 대회에 필사적으로 참여를 했는데, 아프다는 이유로 달리지 못하고 집으로 돌아가는 길이 너무도 아쉽고 스스로 실망스러웠다. 아무리 열심히 준비해도 대회 전주부터는 신경 써서 몸관리를 하지 않으면 출발 전에 포기를 하거나, 주로에서 포기하게 되는 것은 자명한 일이라는 것을 알고 있었음에도 간과한 것이다.

돌이켜보면 당시에는 못내 아쉬웠지만, 지금은 포기하기를 잘했다는 생각이 든다. 때로 고집을 피울 때는 피워야 하지만 어떨 때는 한걸음 뒤로 물러서서 생각해야 한다. 만약 그때 완주 욕심, 메달 욕심을 앞세워 뛰었다면, 분명 최선을 다해 끝까지 달렸을 것이다. 그러나 그때의 컨디션으로는 이후 나의 건강에 타격을 줄 만한 일이 분명히 일어났을 것이라는 생각에 아찔해지고 현명히 선택한 것에 대해 안도감이 든다.

대회 날 날씨가 좋으면 나는 싱글렛과 숏팬츠를 입곤 한다. 평상시 연습할 때나 대회 당일 날씨가 좋지 않을 때는 반팔 티셔츠와 반바지를 즐겨 입는다. 하지만 비가 오는 날은 상황이 좀 다르다. 장시간 달리거나, 출발선상에서 체온을 잃으면 몸에 큰 탈이 난다. 그래서 버려도 괜찮은 가벼운 긴 옷을 여벌로 준비하여 출발할 때 입고 달리다가, 비가 멈추거나 날씨가 좋아지면 주로 바깥쪽에 버린다. 이렇게 버린 옷들은 마라톤 봉사자들이 거리를 청소할 때 수거 처리한다.

비가 올 때는 각자의 스타일이 있겠지만 나는 긴팔 상의와 양말을 여벌로 준비한다. 또 주로에서는 따뜻한 물을 제공하지 않아서 출발 전 보온병에 담아 온 따뜻한 물로 몸을 녹이고 달리기도 한다. 마지막으로, 비옷이라고 하기엔 좀 그렇지만 세탁소에서 세탁물에 커버로 씌워주는 비닐을 평소에 보관하고 있다가 대회 날 머리와 팔 부분에 구멍을 뚫어 비옷처럼 걸치고 달리다가 땀이 나면 버린다.

대회 전 아프고 난 뒤 마라톤 운동만큼이나 평소의 식단과 체력 관리에 더 철저해야 한다는 것을 새삼 실감했다. 컨디션이 저하된 상

뛰니까 살맛 납니다

태에서는 설령 대회에 참가하더라도, 몸에 탈이 나거나 실력 발휘를 못 하는 등 대회를 위해 연습해온 그동안의 시간이 허사가 된다는 사실을 깨달았기 때문이다. 그렇게 깨달은 점을 바탕으로 현재는 훨씬 열심히 관리를 하고 있다. 감기몸살에 걸리지 않게 대회 일주일 전까지는 몸 관리에도 특별히 신경 쓰고, 짜고 매운 음식은 피하며 많이 먹지 않도록 한다.

마라톤을 하면서부터는 줄곧 지인들에게 운동으로는 마라톤이 최고라고 나 스스로 홍보대사를 자처한다. 아직은 제대로 활동을 못하고 있지만 추후에는 이종욱 건강전도사라는 이름으로 유튜브에서 '무리하지 않게 먹고, 무리하지 않게 오래오래 달리기'를 전하고 싶다. 아울러 또 다른 개인적인 목표가 있다. 건강한 육체에 건강한 정신이 깃든다는 말처럼, 역으로 건강한 정신에 건강한 육체가 깃든다. 인문, 철학, 국사, 세계사 분야의 책을 집중적으로 읽으면서 옛 성현聖賢들의 가르침에 비추어 나의 내면세계를 들여다보고 성찰할 기회를 갖고자 한다. 그렇게 '구구팔팔 일이삼, 즉 구십구세까지 팔팔하게 살고 하루 이틀 아프다가 죽는 것을 목표로 하는데 될지는 모르겠다. 생生은 했고 노老는 진행형이며 병病과 사死는 내 뜻대로 되는 게 아니라서.

가족이나 지인이 평소 건강하게 살다가 아침에 일어나지 못하는 경우 현생에 남겨진 사람들은 떠나는 사람과 작별 인사를 못해서 안타까워한다. 하지만 조금 다르게 보면 당사자는 건강하게 살다가 아프지 않고 조금 일찍 다른 세상으로 여행을 떠났을 수도 있다. 일찍 떠나는 것이 가슴 먹먹하지만, 한편으로는 누구나 언젠가 떠나게 될 여행을, 고행인 인생의 바다에서 건강히 떠날 수 있다는 것은 어쩌면 축복인지도 모른다.

그렇다면 더더욱 사는 동안 아프지 않게 귀찮더라도 꾸준히 운동하고, 건강하게 소식해야겠다고 다짐하게 된다.

뛰니까 살맛 납니다

마라톤을 위한
나의 일일식단관리와 일일건강관리

일일관리를 꾸준히 모으면 좋은 습관이 된다.

– 욱이생각

나는 꼭 마라톤만을 위한 식단관리를 하고 있지 않고 똥배가 나오지 않는 것을 목표로 관리하고 있다. 시행착오를 거쳐 지금은 매일 아래와 같이 운동을 하고 있다. 거창한 것은 아니지만 소개해본다.

❶ 새벽 4시에 기상하여 물 한 컵 마시기
❷ 오전 6시까지 마음에 평온을 주는 인문학 읽기, 오늘 하루도 욕심을 버리기 위해 명상하기
❸ 오전 7시까지 한 시간 동안 10km 강변 달리기
❹ 오전 8시까지 가볍게 근력운동하기

오전에 바로 근력운동을 하면 잠을 자는 동안 경직되었던 몸이 갑자기 힘을 쏠 때 부상당할 가능성이 높다. 그래서 먼저 유산소 운동으로 몸을 풀어준다. 유산소 운동 후 집으로 돌아올 때는 아파트 14층까지 계단으로 올라간다.

❺ 강의 준비를 하는 틈틈이 독서하고 가볍게 근력운동하기

❻ 오후 6시 전 하루 한 끼 저녁 먹기

❼ 오후 9시까지 본격적으로 근력운동하기

일과를 마친 후 몸이 풀린 상태에서 근력운동을 하면 부상 예방에 도움이 되어 저녁에 시행한다.

❽ 오후 11시까지 책을 읽고 오늘 하루를 돌아보며 반성 혹은 개똥철학을 담아 느낌 가는 대로 글쓰기

50대 후반이 시작되었으니 삶의 시계로 보아 오후 4시는 넘은 시점이라고 생각되었다. 큰 이변이 없는 한 현재의 소중한 루틴을 계속 지켜가고 싶다.

❾ 적당한 때 잠들기

잠이 오지 않는데 억지로 잠을 청하면 잠은 멀리 달아난다. 수면시간은 나이가 들면서 의무적으로 더 충분히 확보해야 한다. 그런데 보통 그 의무를 반드시 본인이 생각하는 시간에 자야만 한다는 것으로 생각을 한다. 한때 나도 그렇게 생각했으나, 은퇴 후에는 조금 다른 생각을 갖게 되었다.

뛰니까 살맛 납니다

나는 시간에 구애받지 않고 그저 졸리면 잔다. 안 졸리면 밤새 책을 보거나 새벽에 근력운동도 한다. 소위 달밤에 체조를 자주 하는 것이다. 고향에 내려와서 한때는 잠이 안 와서 미칠 지경이었다. 그래서 불면증을 치료하기 위해 수면제 복용도 생각해봤다. 그러나 약에 의존하면 안 될 것 같아서 마음을 바꾸어 본 것이다.

잠을 자야 한다는 강박 속에 누워서 "잠아 와라. 잠아 와라. 잠 좀 자자" 하고 밤새 눈을 떴다 감았다 하는 것보다는 밤을 새더라도 편하게 하고 싶은 것을 한다. 낮이라고 생각하고. 수면 시간에 대한 강박을 버린 지금, 역설적으로 현재는 불면증이 없어졌다.

남은 인생은 그동안 갖고 있던 고정관념을 깨고 내 몸의 직관을 따라보려고 한다. 그렇다고 제멋대로라기보다는 몸이 보내는 신호에 더 섬세하게 귀 기울여 보는 것이다. 지금 그렇게 하고 있고 앞으로도 그렇게 할 생각이다.

으악, 벼락같은 통증에
주저앉고 말았다

춘천국제마라톤 풀코스를 달릴 때 일이었다. 한참을 잘 달리다가 25km 지점에서 종아리와 발가락에 쥐가 나기 시작했다. 달리면서 쥐가 난 것은 처음이라 많이 당황했다. 가다 서다를 반복했고 도저히 더 이상은 갈 수가 없었다. 주로에 응급차가 있어 물파스를 뿌려보기도 했으나, 도무지 쥐를 잡을 수가 없었다. 종아리와 발을 진정시키기 위해 신발과 양말을 벗고 발을 주물렀다.

한참을 주무르던 도중 예전에 티비에서 마라톤 국가대표 선수가 쥐가 나서 바늘로 응급처치를 하고 계속 달리는 것을 본 기억이 났다. 그래서 나도 따라하기로 했다. 배 번호를 부착할 때 사용하는 핀을 빼서 종아리와 발가락 쥐난 곳 주위를 바늘로 찔렀다. 약간의 효과는 있었지만 완전히 가시지는 않았다.

그래도 포기하지는 않아야겠다는 생각에 조금씩 달렸다. 달리니

뛰니까 살맛 납니다

까 다시 쥐가 났다. 이것이 진퇴양난인가. 여기까지 달려온 거리를 생각하니 포기하기 아깝고 완주를 하자니 부상을 입지는 않을까 걱정이 앞섰다.

어느 마라톤 중계방송에서 여자마라톤 유망주인 엘리트 선수가 30km 중반을 지나 쥐가 나는 바람에 갑자기 멈추었다. 중계방송을 하는 아나운서도 놀란 채로 중계를 이어갔다. 그 선수는 멈추어 서서 지니고 있던 바늘로 허벅지를 몇 차례 찌르고 다시 달렸다. 그런데 얼마 못 가서 쓰러지기까지 하는 것이다. 더 이상은 뛰면 부상이 오거나 못 달릴 것이라는 중계가 나오는데 그 선수는 한참을 쓰러져 있다가 다시 달렸다.

마라톤 중계를 보면서 참 대단하는 생각이 들었다. 평상시 달리는 것이 직업인 엘리트 선수이지만 어리고 외형도 왜소해 보였는데, 오뚜기처럼 몇 번이고 쓰러져도 다시 일어나서 달리는 것이었다. 오래된 경기여서 선수 이름은 기억이 나질 않지만 멋진 장면이었고 최고의 선수였다.

외국 마라톤 대회에서도 이러한 극적인 장면들이 많다. 어느 선수는 속이 안 좋은 채로 달렸는지 피니시 지점에 다 와서 배설물이 바지 옆으로 새어나왔다. 그런데도 창피함을 무릅쓰고 상관없이 그대로 달렸다. 그런데 아나운서가 그 선수가 대단하고 멋있다고 중계하는 것뿐만 아니라 피니시 라인 주변에서 응원하던 사람들도 오히려 선수에게 더 힘을 내라고 박수와 함성을 지르는 것이었다.

일반인들은 상상도 못 하는 행동인 것이다. 그러니 미치도록 마라톤을 사랑하는 사람들은 완주를 할 때까지 포기하고 싶지 않은 그 마음을 안다. 그 방송을 볼 때에는 마라톤을 하기 전이었음에도 불구하고 참 멋지고 대단하다라는 생각이 들었다. 지금이라면 비슷한 상황이 닥쳤을 때 나 또한 그렇게 할 것만 같다.

그런 생각을 하면서 어렵사리 뛰다 걷다를 반복하고 있는데 30km쯤을 갔을까? 선수들의 안전을 지원하는 응급차가 보였다. 그러나 응급차에 타지 않고 스스로를 응원하며 끝까지 달렸다. 끝내 완전히 회복되지는 않아서 절뚝절뚝대면서 풀코스를 완주했다. 대회 중 쥐가 난 적이 지금까지 한 번도 없어서 피니시 라인을 통과하니 눈물이 나고 하늘이 핑 돌면서 주저앉고 말았다. 한 달에 네 번 주말마다 풀코스를 달린 적도 있었지만 이번 풀코스가 제일 힘들었다. 인생도 큰 고통이 올 때 포기하지 않고 잘 참고, 네가 이기나 내가 이기나 한 번 해보자 정신으로 도전했다. 쥐가 난 고통은 처음이라 열악한 상황에서도 완주해낸 나 자신에게 그날만큼은 칭찬을 아끼지 않았다.

뛰니까 살맛 납니다

달릴 때 찾아오는 통증에 어떻게 대처할까

달리기 전 통증을 최대한 예방하기

스트레칭은 필수이다. 긴장되거나 이완되지 않은 근육을 반드시 풀고 달리는 것이 부상을 예방하는 길이다.

추운 날씨에는 무조건 두껍게 껴입고 달리기보다는 살짝 춥다는 느낌으로 입어야 한다. 춥다고 많이 껴입고 달리면 조금만 뛰어도 더워서 오히려 옷을 벗게 된다. 그렇다고 몸에서 체온이 다 빠져나가면 달릴 때 많이 힘드니 안 추울 정도면 좋다. 너무 더운 날씨에는 달리지 않는 게 좋다. 뙤약볕일 경우 호흡 곤란이나 자외선 노출로 인한 피부 노화 등의 문제가 생길 수 있다. 달리다가 호흡 곤란이 오면 무리하게 달리지 말고 즉시 자리에 앉아서 잠시라도 쉬어야 한다. 음료수나 물을 마시면 더 도움이 될 것이다.

하지만 나는 워낙 더운 날씨를 좋아해서 34도가 넘으면 상의를 탈의하고 달린다. 왜 그렇게 무더운 날씨에 달리느냐고 묻는다면 나는 아주 무더울 때 더 카타르시스를 느끼기 때문이다. 물론 뙤약볕에서 달리는 만큼 항상 몸 컨디션을 잘 확인하며 달려야 한다.

배가 부르면 달리기 힘들고, 힘든 상태에서 의욕이 앞서면 부상을 입게 된다. 달리다 보면 속이 좋지 않을 때도 있다. 음식은 최대한 적게 먹고 달려라. 복통이 멎지 않으면 부득이한 상황에 화장실을 가야 하므로 사전에 주유소 등 화장실을 이용할 만한 건물 등을 파악해 두는 것도 하나의 요령이다. 그래도 그 고통을 잘 참으면 완주라는 멋진 선물이 기다리고 있다.

달리는 도중 마사지 등 응급처치하기

쥐가 나거나 근육 경련이 일면 달리는 것을 멈추고 신발과 양말을 벗는다. 다리와 발에 몰린 혈액을 적절히 순환시켜야 한다.

주로에서 같이 달리면서 근육경련을 겪고 있거나 넘어지는 등 부상을 입은 선수들에게 도움을 주는 의료 페트롤배낭에 간단한 의약품 넣고 달리는 주자에게 도움을 요청한다.

허벅지나 종아리를 바늘 등으로 찔러 피가 통하게 해주는데, 가지고 있는 바늘이 없는 경우에는 배번호의 핀으로 찔러서 처리하고,

뛰니까 살맛 납니다

주로에 지나가거나 배치되어 있는 응급차에서 응급조치를 취한다.

발과 발가락 전체를 몸쪽으로 땡겨주거나, 승산협이라 하는 종아리의 근육의 중간부분을 수차례 꾹 눌러주면 좋다고 한다. 그리고 출발 전 누워서 다리를 올리고 다리 떨기를 하는 것도 근육경련 예방에 도움이 된다.

달린 후 빠른 회복하기

대회나 목표거리를 완주한 후 마시는 시원한 물 한 잔은 어떠한 것으로도 바꿀 수 없는 훌륭한 맛을 선사한다. 독한 술을 마시면 술이 너무 독하여 목구멍을 타고 넘어가는 것을 느낄 수 있듯이 완주한 뒤 물을 꿀꺽 마실 때 그 시원함이 목을 타고 넘어가는 것이다. 마라톤이나 장거리를 달려본 사람만이 그 짜릿한 물맛을 알 수 있다. 헬스, 수영, 싸이클 등을 해보았지만 50대 중반까지 살아오면서 마셔본 물맛 중에 최고의 물맛이라고 단언할 수 있으니 말이다. 체수분과 미네랄이 많이 빠졌으니 물과 이온음료를 충분히 마시도록 한다.

마찬가지로 달리기를 끝낸 후에는 잘 챙겨 먹어야 한다. 달리기 전에 먹으면 달리는 동안 복통이 일어나거나 몸이 무거워져서 달리기가 상당히 불편하다. 그렇지만 달린 후에는 수고한 나에게 보상을 하는 차원에서라도 잘 먹자. 장시간 에너지를 소모한 만큼 음식으로 보충을 해줘야 한다.

또한 마라톤 후에 사우나를 하면 좋다고들 하는데 내 경우 냉온탕을 수차례 번갈아 오가는 게 회복이 가장 빨랐다. 사우나 가는 것이 어렵거나 시간이 없을 때에는 집에서 얼음찜질을 해주는 것도 회복에 큰 도움이 된다.

수면을 취할 때는 베개 등에 받쳐 다리를 올리고 잠을 자면 회복이 빠르다.

마지막으로, 회복주라는 것이 있다. 회복하는 술이 아니고 대회를 마친 후 1~2일이 지나서 5~10km 정도를 가볍게 달리는 것을 말한다. 마라톤 완주 후에는 몸이 많이 무거운 상태이므로 이렇게 가볍게 달려주는 것이 몸을 풀어주는 데 도움이 된다.

뛰니까 살맛 납니다

욕을 주문처럼 읊조리며

매년 5월이면 어김없이 열리는 서울신문 마라톤대회 이야기다. 처음 마라톤대회에 참가하고 평소에도 달리지 않는 후배에게 건강을 위해 강력하게 마라톤대회 10km를 강력히 추천하여 대회에 같이 참가하게 되었다. 새벽 4시에 기상하여 생리적 문제를 해결하고, 아침에 달리기 전 배가 안 고플 정도의 양의 누룽지로 배를 간단히 채우고, 대회 후에 갈아입을 옷, 달리다가 배고플 때나 힘에 부칠 때 먹는 에너지 젤, 대회사무국에서 준 배번호를 챙겨 집을 나섰다. 사실 지금은 10km는 중간에 아무것도 안 먹고 달릴 수 있는 실력이 되지만 처음 10km를 뛰는 후배에게 주기 위해 준비를 했었다.

집에서 1시간 30분 되는 거리를 전철로 이동하여 출발지인 평화의 공원에 도착하였다. 동호회나 러닝크루 없이 줄곧 혼자 달려온 나로서는 같이 뛸 후배를 보니 무척 반가웠다. 출발선상에서 서로 응원을 했고, 달리기가 시작되었다. 그런데 1km가 넘자마자 후배가 힘들어 죽겠다고 했다. 걱정이 되었다. 완주할 수 있다고 되뇌이고, 공기를 크게 들이마시고 속도를 줄여서 안정을 취하라는 내 말은 들리지 않는지 "시바 시바" 하며 달리는 건지 걷는지 분간할 수 없는 속도로 달렸다.

"힘들 때는 여성분들도 참고 저렇게 잘 달리는데 나는 남자인데 이런 것도 못 참고 달리면 되겠어?"라는 마인드로 달리면 잘 참고 달릴 수 있다는 말을 욕하는 후배에게 해주었다. 그 말을 들은 후배는 자세를 다잡고 힘을 내서 달렸다. 그러나 평상시 워낙 운동도 안 하고 줄담배를 피우는 후배여서 정신력으로 버티는 것은 한계가 있었다. 우리는 부득이 걷기 시작했다.

이번 대회는 후배가 용기 내어 처음 출전한 것에 힘을 실어 주기 위해 나온 대회이니만큼 포기하지 않고 후배의 완주를 목적으로 같이 걸었다. "형님이 지금 걷지 않고 참고 뛰어라고 했으면 아마 지금 형님한테 욕을 했을 겁니다. 죽을 것 같아요. 아까는 나 혼자 나에 대한 실망감으로 '시바 시바' 한 거예요. 형님한테 말한 것 아니니 오해하지 마세요"라고 걸으면서 나에게 말을 했다. "아이고, 무서워라. 까딱하면 후배한테 욕을 먹어서 더 오래 살 뻔했네" 하고 우리는 힘든 와중에도 조크를 하면서 걸었다.

그렇게 한참을 걷는데 옆에 시각장애인과 함께 끈을 묶고 달리는

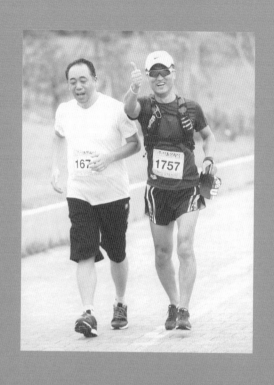

어떤 일이든 고비를 잘 넘기면
환희는 반드시 온다고 나는 늘 믿는다.
그래서 아끼는 후배에게도
그 완주의 환희를 알려주고 싶었었다.

마스터스 선수를 보더니 후배가 "형님 평상시 대회 나가시면 시각장애인들 달리는 것을 많이 봅니까?"라고 물었다.

"시각장애인을 위한 마라톤대회도 있고, 일반 마라톤대회에서도 간간이 달리는 것을 보지. 잘 달리는 일반인들이 자원봉사자로 지원하여 달리곤 하지. 휠체어를 탄 장애인과 그 가족 또는 지인이 휠체어를 이끌고 달리는 것도 봤고. 내가 춘천국제마라톤이었던가 서울국제마라톤이었던가 잘 기억은 나지 않지만 가수 썬이 휠체어를 밀며 달리면서 옆에 지나가길래 내가 응원도 해준 적도 있었지."

이런 대화를 나누고 후배는 자신이 부끄러웠던지 다시 달리자고 했다. 그렇게 후배가 일생에 처음으로 10km 완주를 했다.

포기하지 않고 달려줘서 참 고마웠고, 달리는 도중 내가 조금 일찍 마라톤 입문한 실력으로 몇 미터 앞질러가 후배가 힘든 레이스를 이겨내는 기념비적인 사진과 동영상을 찍고 추억을 남겨주었다. 언젠가는 이 자료를 보고 후배도 많이 웃을 것이다.

세상을 살면서 접하지 않은 일들은 많이 힘들고 괴롭다. 그러나 어떤 일이든 고비를 잘 넘기면 환희는 반드시 온다고 나는 늘 믿는다. 그래서 아끼는 후배에게도 그 완주의 환희를 알려주고 싶었다.

습관은 제2의 천성이다.

Habit is second nature.

– 미셸 드 몽테뉴Michel de Montaigne

뛰니까 살맛 납니다

나는 잘못된 자세를 바로잡으려고 이렇게 한다

최적의 달리기 자세에 대해 전문가들마다 조금씩 이야기가 다르다. 나는 셀프 영상을 찍거나 달릴 때 다른 사람한테 촬영을 부탁한다. 이렇게 영상을 찍어 나의 달리기 자세를 마라톤 선수들과 비교해보며 내 몸에 맞는 자세와 스피드를 찾아가면 된다.

나의 경우 팔은 앞뒤로 흔들면서 팔치기는 앞에서 뒤로 치는 반동 느낌으로 하고, 다리는 평상시 보폭보다 조금 더 넓게 달린다. 어깨와 목에는 최대한 힘을 뺀다. 손은 계란을 가볍게 잡는다는 느낌으로 하면서 엄지손가락이 하늘을 보게 하고 달린다. 이러한 내용들은 유튜브의 마라톤 전문가 영상들을 수십 개 본 후 내 몸에 맞게 자세를 교정해가며 적용한 것이다.

각자 가진 몸과 스타일이 다를 수 있다. 유튜브를 통해 마라톤 전문가의 조언을 취합하고 분석하여 자신의 것으로 만들면 된다. 나는 그렇게 조금씩 배워가며 스피드에 집착하지 않고 욕심 없이 즐겁게 달린다.

　나는 운동 신경이 썩 좋은 사람이 아니다. 타고나길 허약체질에다가 예민한 성격이고, 야근을 밥 먹듯 하며, 주님(술)을 무척 좋아하고 부정맥까지 있어서 마라톤하고는 거리가 먼 사람이었다. 달리면서 늘 부정맥을 조심해야 하고, 발가락도 길어서 오래 달리면 다른 사람들보다 유독 다리와 종아리가 붓고 열이 나서 힘들다.

　취약한 신체를 극복하기 위해 잘 달리는 사람들의 유튜브와 블로그를 탐독하며 열심히 공부해도 그들처럼 잘 달리기는 어려운 게 사실이다. 풀코스를 4시간에 걸쳐 완주하는 정도이니 말이다. 풀코스 완주자들 중에 스피드로는 상급이 못 되지만 그래도 나는 스스로에게 만족하는 편이다.

　아무리 좋은 음식도 편식을 하면 좋지 않듯이 마라톤만 하는 편식운동은 내게는 좋지 않은 것 같아서 근력운동, 사이클, 수영 등 여러 가지 운동을 병행하고 있다. 나는 누구의 시선을 의식해 달리는게 아니라 오로지 나를 위해 달린다. 또 앞서 언급한 것처럼 부상 예방과 효율적인 달리기를 위해 공부하고 나의 달리기 스타일을 보완해나가고 있다. 이렇게 꾸준히 노력하는 한, 내가 스스로에게 만족하고 오래오래 즐겁게 달릴 수 있기에 땡큐라고 생각한다.

뛰니까 살맛 납니다

몸만 좋아지는 줄 알았는데
아이큐도 좋아지는 걸까?

나는 마라톤을 하면 육체적으로만 좋아지는 줄 알았다. 그런데 비단 육체적인 변화뿐 아니라 나의 전반적인 인생이 180도 바뀌었다. 사고방식과 의지, 실천력 등 마인드 자체가 바뀌어 도전적인 삶을 살게 된 것이다. 경제대학원 졸업, 금융감독원 인증 금융교육 전문강사, 신용상담사, 은퇴설계전문가, 생애설계전문가 등의 자격증 취득과, 주중 퇴근 후와 주말 대학원 학업 등 과거의 내가 몰라볼 만큼 매사에 진취적인 사람으로 변했다.

마라톤이라는 멋진 친구와 꾸준히 함께한 덕에 한 달에 4번 풀코스를 완주하기도 했고 은퇴한 지금도 매일 15km이상을 달린다. 소소하게는 몇 년 전부터 핸드폰에 메모를 하는 유용한 습관이 생기기도 했다. 지금은 식당에서, 화장실에서, 걸어다닐 때, 마라톤 연습을 할 때에도 좋은 아이디어가 생각나면 그 즉시 핸드폰에 기록한다. 좋은 생각이 나면 핸드폰에 폴더를 만들어 주제별로 기록을 관리하는 식이다.

메모 습관 외에도 마라톤이 나비효과처럼 내게 가져다 준 소소하고 건강한 습관들이 몇 개 더 있다. 하나는 일정 관리 능력이다. 오전 오후로 나누어 중요한 두 가지 정도만 반드시 실천한다는 목표를 두는 방식을 익혔다. 이전처럼 빽빽하게 계획하지 않고도 중요한 것을 끝냈기에 강박 관념으로 힘들지 않게 된 것이다. 일단은 열심히 최선을 다해서 결과에 집착하지 말고 하늘에 순응한다.

다른 한 가지 습관은 지인들에게 문자를 보낼 때 되도록 글을 길게 작성하는 것이다. 메시지를 보낼 때도 습관적으로 단문보다는 복문과 장문을 쓸 때 머리를 더 사용하게 되고 치매 예방에도 도움이 된다고 한다. 가능하다면 한 걸음 더 나아가 자판보다는 손글씨로 작성하는 게 뇌 기능에 더 좋다고 하여 빈 노트에 이것저것 적어보기도 하고 책을 읽으면서 떠오르는 단상을 욱이생각으로 적어보기도 한다.

나는 뇌출혈 이후 모든 것이 하기 싫은 상태로 지냈다. 사는 게 귀찮았지만 당시 아이들이 12살, 10살밖에 되지 않아서 아내와 아이들이 걱정되었다. 그럼에도 불구하고 건강이 조금 회복되자 또 술을 마시기 시작했다. 회사 생활을 하니 실적 압박과 대인관계 등 스트레스로 삶에 대한 회의가 계속되었고 그 누구한테도 이런 얘기를 할 수가 없었다. 그래서 과거의 친구인 술과 담배에게 다시금 찾아가곤 했다. 하루하루가 아까운 시간을 그렇게 대충 흘려보냈다. 애들이 빨리 크기만을 바라며…. 후에 마라톤을 만나지 않았더라면 그렇게 흥청망청 살다가 어쩌면 지금 이 세상에 없었을지도 모르겠다.

마라톤을 하며 일상생활에 실로 많은 변화가 찾아왔다. 친구들과 모임이 있어도 웬만하면 걷거나 달려간다. 마라톤 이전에는 운전을 하거나 대중교통을 이용했다. 마라톤을 하면서 나도 모르게 사소한 일상부터 바뀐 것이다. 저녁에 술을 마시고도 일부러 집에서 30분 정도 떨어진 곳에 내려 걸어오기도 했다. 지금은 그때보다 술을 적게 마신다. 가끔 마시게 되더라도 집에 걸어오곤 한다. 30분 걷거나 달리는 것은 기본이다.

과거에 대한 회한과 나쁜 생각, 미래에 대한 불안한 생각, 성장에 도움이 되지 않는 생각, 스트레스 받는 생각 등이 막 떠오를 때 달리기는 효과적인 처방약이 되었다. 나는 요즘 격주로 사우나를 간다. 뜨거운 탕에서 머릿속에 다음 주 일정을 그려보고 탕에서 나오면 즉시 기록을 한다. 목욕탕이나 화장실은 외부 자극으로부터 분리되어 있는 조용한 공간이어서인지는 몰라도 몰입이 되어 새로운 아이디어가 많이 떠오른다. 과거에는 술을 마시고 다음날 해장술을 할 정도로 애주가였던 내가 마라톤을 접한 후 새로운 사람이 되어가고 있다. 일상을 좋은 습관으로 채워가서인지 머리도 좋아지는 것 같고 기억력이 좋아지고 있다는 것을 체감한다. 이 나이에는 깜빡깜빡하는 일이 늘어난다고 하는데 나의 경우에는 오히려 줄었고 과거 게으름과 무기력의 자리에 부지런함이 대신 들어차고 있다.

내게 도움이 된 메모 관리법

• 떠오른 아이디어를 '나중에 실행하지'라고 미루면 의미가 없다. 나이가 들수록 손에 핸드폰을 들고 있으면서도 핸드폰을 찾고 있을 때가 있지 않은가? 깜빡깜빡 증세는 몸도 수명이 있는지라 녹슬고 있어서 어쩔 수 없지만 기록을 하면 번쩍이는 영감이 사장되지 않고 내 성장에 도움을 준다. 그래서 노트 기록이 잘되는 핸드폰으로 지금도 꼬박꼬박 운동을 더 잘 하는 방법이나 내 인생에 도움이 되는 아이디어를 성실히 수집하고 있다.

• 마라톤, 건강, 집필, 읽은/읽을 책 목록, 버킷리스트, 명함 모음, Arthur lee(영어 이름), 컨설턴트, 영어 공부, 자격증, 명언 글귀, 고객 관리 등 주제별 폴더 정리.

• 폴더 내에서도 더 세분화하여 기록 정리(추상적으로 아닌 아이디어에 대한 명확한 목표 설정과 일일 실천기록).

• 마이크로소프트 원노트One Note는 노트 필기 외에 녹음 기능도 있고 바로 자동저장이 되어 편리하다.

뛰니까 살맛 납니다

- 운동뿐만이 아니라 내게 도움이 되는 내용이 떠올랐을 때 키워 드라도 메모를 해둔다.
- 좋은 아이디어는 글로 적기도 하지만 말로 크게 외쳐볼 때 더욱더 잊히지 않고 잘 기억되고 외친 내용을 빨리 이행하는 데 도움을 준다. 나는 달리면서 내 성장에 도움이 되는 아이디어가 생각나면 잠시 달리기를 멈추고 핸드폰에 메모도 하지만 정신병자처럼 수백 번 외치면서 달린다. 그런 습관은 생각한 내용들을 자연스럽게 실천하도록 돕는다.

코로나 확진이 가져다 준 깨달음

코로나 동안 사람이 많은 장소는 거의 다니질 않았다. 그래서인지 줄곧 코로나에 걸리지 않았다. 코로나가 한결 수그러들었을 즈음 드디어 다시 사우나에 갔다 왔는데 끝내 코로나에 걸리고 말았다.

다음 날 오후 일을 하다가 목이 잠기고 칼칼하더니 감기 기운이 있어 집에 구비해둔 타이레놀을 먹고 일찍 잠을 잤다. 그런데 자는 도중 머리가 너무 아프고 추워왔다. 체온을 재어보니 39.4도를 가리켰다. 타이레놀을 한 알 더 먹고 다시 잠을 청해보았으나 도저히 잠을 잘 수가 없었다. 나는 과거 뇌출혈이 있어서 걱정도 되었다. 그렇게 걱정을 하면서 꼬박 밤을 새어 병원에 가기 위해 아침을 기다렸다. 수십 년이 지나가는 것 같이 시간이 더디게 갔다.

혼자여서 누가 챙겨주는 사람은 없었다. 예상보다 증상이 심하고 오래 지속되다 보니 '아 이러다가는 혼자 다른 세상 가는구나'라는 나약한 생각도 자연히 들었다.

검사 후 "두 줄로 나오네요, 코로나 확진입니다."라는 의사 선생님의 진단과 주의사항을 듣고 약을 받아 집으로 왔다. 주사를 맞아서인지 추위가 조금 가셨지만 여전히 많이 힘들었다.

끼니를 챙기지 못할 뿐 아니라 배달음식 자체도 생각이 안 났고, 집에 있는 밥에 물을 말아 김치와 먹어보니 평소와 달리 이상한 냄새가 나고, 물맛도 이상했다. 하지만 약을 먹어야 해서 간신히 몇 숟가락을 먹고 다시 잠을 청했다. 다음날도 회복의 기미가 보이지 않았다.

심하게 찾아온 코로나로 인해 무기력, 외로움, 괴로움, 우울감, 고열로 분별력이 없어지고 만사가 싫어졌다. 힘을 내 보려고 시키지도 않던 배달음식을 시켰다. 배달음식치고는 좀 비싼 장어구이를 주문했다. 그렇게 장어구이를 먹고 나니 힘이 아주 조금 생기는가 했다.

조금 기운을 차리고 집에 간단히 비치한 철봉과 바벨을 들어봤다. 불과 며칠 전만해도 잘 되던 운동이 되질 않았다. 몇 개를 못 했다. "해보자, 해보자." 중얼거리면서 다시 도전했다. "마라톤 풀코스도 완주한 나인데 왜 내가 이걸 못해, 코로나 네가 이기나 내가 이기나 한번 해보자." 이를 악물고 했다. 2주 후에 영남일보 하프코스 마라톤을 오랜만에 참가하기에 더욱 마음이 급해졌다.

"잘 있니? 영남일보 국제마라톤 신청했니?"라고 고등학교 친구에게 전화가 와서 신청한 대회였다. 한 달 후 춘천국제마라톤대회에 풀코스 참가를 신청해둔 상태여서 나에게는 장거리를 한 번 이상 달릴 필요가 있어서 마침 잘된 것이다.

며칠 동안 밥을 못 먹은 터라 기력이 전혀 없었고 먹은 것도 없는데 설사 기운도 있었다. 그래서 수액을 맞으면서 의사선생님에게 "다음 주 하프코스 마라톤이 있는데 가도 될까요?"라고 물어보니 절대 가면 안 된다며 쓰러지거나 문제가 심각해질 수 있다고 했다. 그러나 고등학교 동기와의 약속이어서 안 지킬 수도 없었다. 대회장까지 한 번 천천히라도 가보기로 마음을 먹었다.

이틀 후 몸이 아직 좋지는 않았으나 우선 길을 나섰다. 약 5.5km 걷기, 예상시간은 1시간 14분 정도였다. 초행길이라 두리번두리번거리면서 길을 찾았다. 몸은 아프고 며칠 동안 먹은 게 없어서 많이 힘들었다. 그렇게 도착한 대구 스타디움. 속이 불편해서 화장실부터 찾았다. 대회에 참가를 할 때에는 습관적으로 먼저 현장 위치도를 챙긴다. 특히 나는 과민성대장증후군이 있는 예민한 체질과 타고난 성격으로 물품보관소, 탈의실, 대회운영실, 화장실 등을 미리 알아두어야 안심이 되고 그날 대회가 무난해지는 것이다.

걱정이 되었는지 형에게서 "괜찮냐? 지금 뭐 하냐?"라고 전화가 왔다. 형에게는 다음 주 있을 하프코스 마라톤대회 얘기를 하지 않아서 "집에 있으니 답답해서 바람 쐬러 잠시 나왔다"고 했다. 형이 "괜찮은가 보네. 어디 나갈 생각을 해서 나가는 것 보니." 하기에 그

뛰니까 살맛 납니다

렇다고 했다. 몸이 나아지기야 일렀지만 집에 모인 가족들이 걱정을 할 것이고 알린다고 해서 낫는 것도 아니지 않은가.

말한다고 해서 대신 아파주지는 못한다. 주변에서 받는 응원과 공감으로 조금 더 힘을 내는 때도 있겠지만, 궁극적으로 헤쳐나오는 것은 나이다. 작은 일에서부터 남에게 의지하는 마인드를 갖게 되면 상대와 내게 부담을 지우고 더 아파지는 것 같아서 그게 싫었다. 한때는 나도 누구에게 의지해서 힘을 받곤 했지만 탁 트인 스타디움 앞에서 그건 본질적으로 의미가 없다고 생각을 바꿨다. 처음에는 그간 가져온 습관을 버리는 게 잘 되지 않았다.

자꾸 생각을 바꾸려고 노력하고, 주체적인 마인드를 갖고 떠오른 생각을 메모하거나 되뇌이다 보니 주변에 혹여 한탄하거나 의지하지 않고도 스스로에게 위로가 되는 새로운 습관이 생긴 것이다. 내가 나를 믿고 나에게 의지하자! 예기치 못하게 코로나로 된통 앓으면서 새삼 다가온 깨달음이었다. 그래서 요즘은 예전처럼 곁에 많은 사람들을 필요로 하지 않는다.

그러려면 몸과 마음이 건강해야 한다. 우선 몸을 건강히 만드는 과제와 더불어 메모와 자기 암시를 통해 더욱더 스스로에 대해 강한 확신을 가지도록 노력하고 있다.

이번 하프코스를 잘 달리면 한 달 후에 있는 춘천마라톤 풀코스 연습에 도움이 되어서 더욱 좋을 것이라 예상되었다.

제주도의 매서운 바람 속에서

버킷리스트에 바람 부는 제주에서 42.195km를 달리는 꿈이 있었다. 대회를 위한 연습은 따로 하지 않았지만, 꾸준히 지켜온 일상의 마라톤 연습을 믿고 제주도로 향했다. 제주에 도착해 우선 식사도 하고 바다도 구경할 겸 공항에서 3km 되는 거리인 용두암으로 발길을 옮기는데 바람이 꽤 거셌다.

아이들이 어릴 적에 회사에서 발령을 받아 온 가족이 2년 조금 안되게 제주 생활을 한 적이 있었다. 아이들은 초등학생이었고 나도 뇌출혈을 겪기 전이어서 기억 속 제주의 바람은 추억과 낭만의 바람이었다. 그러나 내일 대회를 앞두고 맞는 바람은 마냥 낭만적으로 느껴지지만은 않았다.

용두암으로 향하는 길 전복라면을 파는 식당이 보였다. 주 재료보다 더 비싼 전복이 들어있는 라면이라니. 입맛을 다시며 들어갈 수밖

뛰니까 살맛 납니다

에 없었다. 삶은 전복이 아닌 생 전복이 라면에 퐁당 빠져 싱싱한 맛이 좋았다. 흡족한 마음으로 가볍게 탁 트인 제주 바닷가를 달렸다. '바닷가를 달리는 사람은 지구상에 몇 명일까?' 고즈넉한 풍경을 만끽하며 달릴 수 있는 축복이 흔치는 않으리라 싶었다.

여느 때 마라톤처럼 숙소에 짐을 풀고 편의점에 가서 내일 아침에 가볍게 먹을 바나나와 에너지바, 물 한 통을 챙기고 나니 응원 겸 힐링 겸 서울에서 내려온 절친 후배가 공항에 도착했다는 연락이 왔다.

가볍게 식사를 하고 내일 대회를 위해 일찍 잠을 청하였다. 이른 아침 일어나서 대회장으로 이동하려는데, 펜션 주인장이 혹시 차를 가지고 왔으면 마찬가지로 대회 참가차 온 외국인 투숙객도 함께 대회장으로 가줄 수 있겠느냐고 물어왔다. 외국인 참가자는 제주국제관광마라톤에는 처음 참여한다며 들뜬 마음을 감추지 않았다. 우리나라 마라톤 매니아들이 외국의 국제마라톤대회에 참여를 많이 하는 것처럼 외국인들 역시 국내에서 열리는 국제마라톤대회에 많이 참여한다.

출발 전 몸풀기 방송이 나왔다. 그런데 익숙한 목소리가 들렸다. 이봉주 선수가 선수들에게 스트레칭을 알려주기 위해 무대에 올라온 것이다. 우리는 이봉주 선수가 서 있는 무대 바로 밑에서 스트레칭을 같이 따라했다. 당시만 해도 이봉주 선수는 건강한 몸으로 여러 마라톤대회에 참가하며 왕성히 활동하고 있을 때였다.

바닷가를 따라 달리는 42.195km 레이스는 매우 힘든 여정이었다. 바닷바람과도 싸워야 한다. 제주국제관광마라톤은 5월에 개최된다. 여느 지역보다 빨리 찾아오는 제주도의 여름 햇살 또한 부담스럽고 힘든 레이스다. 제주도라서인지 여느 마라톤대회보다 외국인이 많이 보였다. 긴 레이스를 해안가로 달리는데 경치 하나는 끝내주었다. 하지만 경치를 만끽하는 것도 잠시 불어오는 바람이 전진하기 어렵게 만들었다. 제주의 바람은 육지의 바람과는 차이가 있다는 것을 예전에 제주에서 직장생활을 할 때의 경험으로 충분히 알고 있었다. 육지의 바람보다 매서운 바람을 앞에다 두고 달리자니 에너지가 상당히 소모되었다.

초반에는 선수들이 다닥다닥 붙어서 달리기 때문에 서로 바람막이가 되어줘서 바람의 영향을 크게 못 느끼지만 어느 정도 지나면 달리는 실력들이 다양하기 때문에 선수들 간의 간격이 벌어지기 시작한다. 처음 제주도 바람을 접하는 사람들은 육지에서의 바람과는 다르다는 것을 체감하게 되었을 것이다.

21km 이상을 지나고 반환점을 돌아서 달리는 중에 주로 방향을 알려주는 이정표가 도로 중앙에 나뒹굴고 있었다. 그만큼 바람이 세다는 것을 말해주고 있었다. 힘들지만 선수들이 다칠 위험이 있어서 이정표를 세워주고 일어나는 순간 맞은편에서 젊은 청년들이 일제

뛰니까 살맛 납니다

히 박수를 쳐주며 "멋지십니다"라고 해주어서 "감사합니다"라고 답하였다.

그렇게 뿌듯해진 마음도 잠시, 다시 한참을 힘들게 달리다가 30km쯤을 지나자 거센 바람이 더더욱 앞을 가로막았다. 많이 달려온 터라 지칠 대로 지쳐 비몽사몽이었다. 주로 옆에 있는 관광객들에게 "제주도의 바람과 바닷가가 그렇게 낭만적이지 않네요"라고 농담 반 진담 반 말을 건네니, 마라톤 뛰는 사람들이 얼마나 힘들지를 아시는 분들이 나의 아재개그에 웃으면서 응원을 해주었다.

그렇게 달리고 달리니 결국 4시간여 만에 도착한 피니시 라인. 같이 온 후배가 동영상을 찍고 있었다. 장내 아나운서도 "멋지게 들어오고 있는 이종욱 선수 멋지십니다. 대단히 고생하셨습니다."라고 말해주었다. 장내 아나운서에게 감사했다. 개고생 끝의 보람이랄까. 마지막 젖 먹던 힘까지 짜내어 들어왔다. 지금도 후배가 찍어준 영상 속에서 피니시 라인으로 들어오는 모습과 장내 아나운서가 보내 준 멘트를 돌려보며 혼자 바보처럼 웃는다.

"형님! 고생 많으셨어요!"라고 후배는 나에게 진심 어린 응원의 말을 건네 주었다. 우리는 완주메달을 받고 1등은 아니지만 시상식 단상1등 자리에 올라가 같이 기념사진도 찍고 대회장을 빠져나왔다. 너무 배가 고파 간단하게 핫도그와 음료수를 사서 먹고 인근 사우나를 찾아 피로를 풀었다. 후배도 내가 풀코스를 뛰고 오는 동안 5km 해안가 건강달리기에 참여를 해서 피곤했던 것 같았다.

그날 저녁 과거 제주에서 같이 근무했던 제주 토박이 후배와 약속을 해서 제주시내에서 친척 동생이 운영하는 유명한 흑돼지 전문점에서 오랜만에 만나 거하게 술을 했다. 다음 날 숙취로 숙소에서 늦게 일어났다. 마라톤 다음 날 억수같은 비가 와서 제주를 구경할 일정이 있었음에도 아무것도 못 하고 해장술만 하고 서울로 올라왔다. 가는 날이 장날인 것이었다.

그렇다. 아무리 인생이 힘들고 달리기가 힘들어도 누군가가 응원을 해준다면 큰 힘이 될 것이다, 나 역시도 살면서 누군가에게 마라톤경기의 응원선수가 되어 도움이 되고 싶다. 이 세상은 힘든 일만 있는 것이 아니라 이렇게 더불어 힘이 나는 아름다움도 있다는 사실을 다시 한번 깨닫게 된다. 나도 누군가에게 걸림돌이 아닌 디딤돌이 되고 싶다.

뛰니까 살맛 납니다

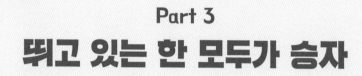

Part 3
뛰고 있는 한 모두가 승자

삶이란 무엇일까 고민이 될때

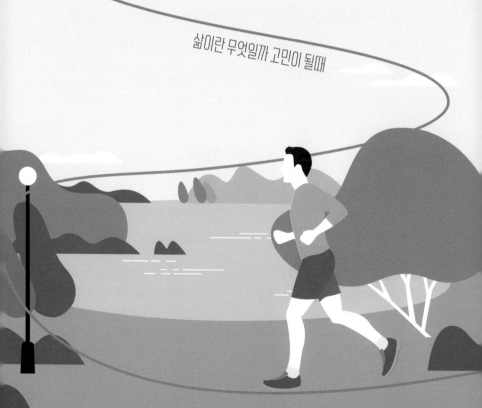

행복과 마라톤은 성적순이 아니라고요

은퇴 전 마라톤 완주를 한 후, 가족들과 집 근처에 있는 오삼불 고깃집을 가끔 갔었다. 물론 평소에는 아내가 해준 불고기 등 음식으로 단백질 보충을 한다. 마라톤 풀코스는 달리면 한 번에 4kg이 빠졌다. 그래서 평소에도 단백질, 에너지 보충 등은 반드시 해야만 한다. 어느 날 대회가 끝나고 고깃집에 가니 "또 마라톤하고 오셨어요?" 하고 물었다. "예, 오늘도 완주메달 따고 왔습니다"라고 대답했다.

마라톤 메달을 보자고 하시더니 "메달이 진짜 금입니까?"라고 물어보셨다. 농담인 줄 알고 웃음으로 답변했다. 고깃집 사장님과는 몇 년 전 직장에서 회식 때 사장님이 직접 음식주문을 받으러 오셔서 술을 한 잔 주고받다가 친해졌다. 집 근처의 식당이라서 내가 아는 사람들을 데리고 자주 찾았다.

그 사장님과의 만남 이후로 어느 날 마라톤 완주를 하고 처음으

뛰니까 살맛 납니다

로 혼자 단백질 보충을 위해 식사를 하러가면서 식당 주변 커피전문점에서 커피를 사 들고 갔다. 종업원 인원수만큼 커피를 샀다. 사장님을 보자마자 커피를 드리니 "뭐 이렇게 많이 사셨어요?" 하며 물어보셔서 "안쪽 주방에 계시는 분까지 샀으니 시원하게 드세요"라고 말씀드리니 너무 고마워하셨다.

그 이후로 내가 식당을 가면 꼭 사장님께서 돈을 내고 먹을 수 있는 양송이버섯을 그냥 주셨다. 사장님에게 "이렇게 매번 갈 때마다 안 주셔도 됩니다"라고 했다. 그래도 매번 갈 때마다 반드시 챙겨주셔서 은행에 있는 나로서 해드릴 게 없나 싶어 '행운의 2달러'를 신권으로 드리고 2달러의 유래에 대한 행운을 말씀해 드렸더니 너무 좋아하셨다.

1928년 미국연방준비은행에서 2달러 지폐를 발행했다. 1966년 미국에서 개봉한 〈상류사회〉 영화에 그레이스 캘리와 한국에서도 유명한 가수로 〈My Way〉를 불렀던 프랭크 시나트라가 같이 그 영화에 출연했다. 그런데 그에게 2달러 지폐를 받고 난 후에 그레이스 캘리가 모나코 왕국의 왕비가 되었다고 해서 사람들은 이 2달러 지폐가 행운을 가져다준다고 믿은 게 유래가 되었다.

사실 나는 서비스를 받으려고 종업원들 모두에게 커피를 드렸던 것은 아니다. 이후 양송이버섯을 한 번도 아니고 그 식당에 갈 때마다 계속 공짜로 제공받으니 고맙기도 하고 늘 미안하기도 하다.

사람이 살면서 무엇을 받으려고 인위적으로 하면 탈이 나거나 오래 가지 못한다. 타인이 고생하고 힘들어하는 모습을 보고 조그마한 성의를 보였을 뿐인데 이렇게 돌아오는 게 더 많다. 반대로 나를 위해 남을 괴롭히고 힘들게 하면 그 사람에게서 목표하던 것을 쟁취할지는 모르지만, 업보라는 게 있어서 꼭 그 사람이 아니어도 다른 사람에게라도 반드시 그 업을 돌려받는다고 한다. 타인에게 나쁜 행동을 하는 사람은 본인이 이득을 취한 것의 맛을 알기 때문에 또 다른 사람에게 그런 행동을 하다가 결국에는 혼이 나게 된다. 과거에 손해를 본 사람이 똥이 무서워서 피하는 것이 아니라 더러워서 피한다. 똥은 건드리는 것이 아니라고 한다. 건드리면 고약한 냄새가 나기 때문이다. 직후에 어물쩍 넘어갔어도 제대로 임자를 만나면 혼이 나게 되어 있다.

불교에서 말하는 업보가 되어 본인한테 되돌아온다는 것이다. 이렇게 나쁜 업보도 있지만 평상시 선행을 하여 돌아오는 업보도 있다. 그것도 '선행을 해야지'가 아니라 진심에서 우러나오는 행동을 했을 때 그 빛을 발하고 행운도 찾아오는 것이 아닐까?

메달은 대회를 주최한 기관이 다 다르기 때문에 모양도 각양각색이다. 나에게는 올림픽 금메달보다 더 멋지고 가치있다. 마라톤을 마치고 고깃집 사장님에게 메달을 보여드리면 박수 쳐주면서 갈 때마다 대단하다고 말씀해주신다. 그때는 나 스스로 도전에 대한 성취

뛰니까 살맛 납니다

감의 만족을 넘어서 타인에게 칭찬받는 것이 참 기분 좋고 행복하다. 일반인이라면 누가 메달을 받을 기회가 있겠는가? 그런데 마라톤은 마라톤대회에 참가해서 완주만 하면 진짜 금은 아니지만 실물 메달을 받는다.

반드시 메달을 받기 위해서 달리는 것은 아니지만 그 마라톤 메달이야말로 마라톤 완주의 활력소가 되었다. 마라톤은 다른 운동과 다르게 오래 참고 견디며 이겨낸 상징이다. 그래서 더더욱 만족을 느낄 수 있는 하나의 징표이기도 하다. 그 행복은 마라톤을 한 사람만이 알 수 있고 뛰지 않는 사람이 알 수 없는 상상 그 이상이다. 천하를 얻은 기분 그 자체이다.

마라톤대회를 다녀왔다고 하면 주변에서 몇 등 했냐고 묻는다. 처음에 메달을 집에 가져갔을 때 아이들은 아빠가 금메달을 딴 거냐며 놀라워했다. 물론 나의 마라톤은 등수가 중요하지 않다. 완주가 중요할 뿐. 온몸으로 호흡하는 나를 느끼면서 달리는 순간이 가장 행복하다. 최고가 아니어도 나의 행복을 계속 유지하기 위해 마라톤을 하고 있는 중이다.

나는 마라톤을 하면서 나도 모르게 집중력과 끈기가 자연히 생겼다. 마라톤을 하기 전까지만 해도 합기도, 유도, 킥복싱, 태권도 등 모두 찔끔찔끔 호기심에 하다가 싫증나서 그만두었다. 그런데 마라톤을 하면서부터 마라톤 완주라는 내 생애 업적들을 쌓아가고 있다. 또한 인생을 살면서 집중력과 끈기가 필요한데 끝까지 해보고야 말겠다는 의지가 인위적이 아니라 자연스럽게 들어서 웬만한 것은 잘 버티다 보니 생각한 목표가 거의 모두 이루어지고 있다.

괴롭고 힘들 때는 "조금만 버티자, 조금만 버티자! 가자 가자! 너는 지금 잘 하고 있어"라고 나에게 주문을 건다. 마음속으로가 아니라 소리 내어 크게 외친다. 그러면 똑같은 상황인데도 불구하고 더 힘이 생기고, 포기하지 않고 생각한 일을 진행하여 목표를 이루어가는 행복을 만끽하기도 한다.

어느 날 대구에 있는 친구에게 전화가 왔다. "이번에 대구에서 있는 국제마라톤 참가하냐?"라고 물어와 "어, 참가해!" 했더니 친구가 "나는 처음이고 너는 마라톤 풀코스 완주도 했으니 이번에 하프마라톤은 쉽게 달리겠네. 같이 달릴래?"라는 말에 "오케이"로 친구에게 답을 줬다. 그 친구는 군생활을 나보다 더 빡세게 했다. 30년이 지난 해병대 출신이어서 그때 당시에는 힘든 군생활이었다. 그래서 잘 달릴 것으로 생각했다. 그런데 대회 날 달리면서 상당히 힘들어했다.

왕년에 잘 안 나간 사람이 있을까? 지금은 강산이 3번이나 변한 30년이 훌쩍 지났다. 그런데 친구는 그 젊은 시절 마인드로 달렸다. 그래도 대단한 거다. 보통 하프코스 마라톤은 10km 정도는 여러 번 연습을 하거나 대회에 참가해보고 달려야 무리 없이 완주를 한다. 그럼에도 불구하고 그 친구는 연습 한 번도 안 하고 대회 참가를 하고 달렸다. "조금만 참자" "힘내자 파이팅!"을 내가 옆에서 외치면 달렸고 그 친구도 그 힘든 고통을 잘 참고 끝내는 완주를 했다.

나는 연습을 안 했으면 대회 참가를 안 했을 텐데 친구지만 참 대단하다는 생각이 들었다. 완주한 친구에게 "정말 대단하다"라고 말했더니 "너가 옆에 없거나 너의 응원이 없었더라면 아마 포기했을 거야"라면서, "힘들지만 끝까지 참아서 이런 완주라는 행복도 처음 느껴보네. 죽기 전에 이런 도전을 하지 않았다면 마라톤이란 이런 힐링하는 운동을 못 접하고 죽었을 거 아니냐! 진짜 고맙다"라고 했다.

더군다나 그 친구는 음식을 든든하게 먹고 뛰다 보니 속히 상당히 불편한 와중에 주변 화장실도 다녀오면서까지 최선을 다해 달렸다. 그렇게 달리기 전 많이 먹어서 혼이 나가는 경험을 한 친구는 이후에는 절대로 뛰기 전에 음식을 배불리 먹지 않는다. 마라톤대회 전 달릴 때는 속을 거의 비우고 달려야 하는 것을 몰랐던 것이다. 든든히 먹어야 안 지칠 것이라는 생각을 했었던 것이다.

그래도 그 친구는 기본체력이 있어서인지는 몰라도 마라톤을 훨씬 일찍 시작한 나보다 더 잘 달리고 마라톤을 더 사랑한다. "자주 보지는 못하지만 덕분에 이런 좋은 운동을 알게 되어서 고맙다"며 늘 만날 때마다 말한다. 그 친구가 그렇게 말해줄 때마다 달리기의 행복을 친한 친구에게 전해 주어서 들을 때마다 행복하다. 물론 그 친구도 우연히 찾아온 마라톤이라는 행복을 힘들지만 거부하지 않고 그대로 온전히 받아들였다.

인생에서 행복이란 따로 존재하는 무엇인가 대단하고 거창한 것일까? 사는 동안 이렇게 내 몸에 맞는 운동을 하면서 소소한 행복을 느낄 수 있다면 그것이 행복이고 행운이 아닐까? 내게 불행한 일들이나 힘든 일이 찾아오지 않는다면 그 또한 큰 행운이 아닐까?

아픈 사람들 중에서 마지막 지푸라기라도 잡는 심정으로 자연으로 들어가서 건강을 되찾은 사람들이 많다. 자연에서 나오는 음식을 먹어서 그런 걸까? 물론 자연에서 나오는 음식도 많은 도움이 된다. 하지만 그것보다는 자연에서 얻는 마음 치유가 병이 낫는 데 도움이 되지 않았을까 생각된다. 과학으로 알 수 없는 뇌출혈, 부정맥, 약골 등 산전수전 공중전도 겪었기 때문에 남들보다 더 건강에 대해 생각하게 되었다.

건강을 위해 음식, 운동도 중요하지만 그보다는 '마음 수행'을 통해 내가 어떤 마음가짐을 가지느냐가 더 중요하다. 세상을 다 알려고 하면 무지 힘들다. 사람은 모든 걸 다 알 수도 없다. 마음수행을 통해 행복을 얻으면서 운동도 꾸준히 하면 그 이상 무엇이 필요할까? 시절인연은 내 마음대로 하면 좋지만 그렇게 되지 않는다. 그저 미생인 인간이 수행을 통해 완생으로 다가가는 노력을 하는 것이다. 나는 지금 그렇게 행복을 찾아가고 있다.

건강도 그렇다. 내가 걱정을 해서 건강이 좋아질 수 있다면 그렇게 하겠지만 현실은 다르다. 내일이 올지 안 올지 모르는데도 오늘을

뛰니까 살맛 납니다

살면서 내일을 걱정한다. 누군가 그러지 않았던가. "오늘 아무 일 없음에 감사하고 내일 오게 되는 일은 내일 걱정을 하라"고. 건강과 행복은 내가 어떤 마음을 먹고 그것을 실천하는가가 중요하다.

살면서 후회하지 않게,
50대에 독립을 결정하다

은퇴를 하고 고향을 떠나 32년 동안 명절 외에는 자주 찾아뵙지 못한 어머니가 자주 떠올랐다. 그래서 돌아가시고 난 뒤 후회하지 않으려고 고향에 거처를 마련하고 싶은 생각을 행동으로 옮기고 싶었다. SNS를 통해 고향에 주거할 곳을 검색하고 아버지 산소, 어머니 집, 형님 집과의 거리를 15km 내외로 하여 중간지점을 물색했다. 현장을 직접 가보지는 못했지만 오랜 시간 확인하여 몇 군데를 선택하고 고향으로 내려가서 확인 후 결정하기로 했다.

형과 울산에 있는 동생이 나를 반겨주었다. 너무 고마워서 몰래 울컥했다. 나이가 들어가니 점점 눈물이 많아진다. 내가 고향에 내려와 기거할 보금자리를 같이 알아보기 위해 형과 동생이 휴가도 내는 등 시간을 내어주었다. 형님, 동생과 협의하여 시간을 정하고 서울에서 봐둔 중개업소로 갔다. 가기 전 서울에서 내려올 때는 여기 상황

뛰니까 살맛 납니다

을 잘 몰라서 우선 오피스텔에 월세로 거주하면서 집을 보려고 했으나, 형님이 태어나서 오랜 세월 거주한 곳이기도 해서 우선 형의 조언과 동생의 말을 들어보았다. 은퇴한 시점에서는 월세도 아껴야 된다는 생각에 집을 구입하기로 결정했다. 한두 해 정도만 있을 것이 아니었기 때문이다.

중개업소 사무실에 들어서는 순간 사장님께서 "같이 오신 분들이 형제분들이세요?"라고 물어봤다. "그렇습니다"라고 하니 "참 너무 보기 좋다"고 했다. 요즘 형제들은 다들 나이를 먹으면 더 싸우고 자기 주장을 관철하고 서로 얼굴 안 보고 사는데 집 구하러 오는 것까지 같이 오는 것을 보고 참 대단하다는 것이다. 좋게 봐줘서 고마울 따름이었다.

우리 삼 형제는 중개업소 사장님과 같이 매물이 나온 두세 군데를 보기 위해 사장님 차로 이동을 했다. 한 군데는 아파트 15층 꼭대기 층이었는데 강변산책로가 보이는 좋은 위치였으나 잔금일자가 두 달 이상을 기다려야 해서 아쉽지만 포기했다. 형님과 동생은 좋다고 기다리자고 했으나 나는 빨리 내려와서 정착을 하고 싶었다. 나는 한 번 정한 일은 바로 진행을 하는 급한 성격이다. 내려와서 기거할 집을 정하고 난 뒤 새롭게 하고 있는 컨설팅 업무와 운동 등을 하기 위해 빠르게 적응하고 싶었다.

우리는 다른 매물을 보기 위해 이동했다. 중개업소 사장님께서 다음으로 추천해주신 곳은 한 달 정도 비어 있는 공실 아파트였다. 공실 아파트여서 아파트 상태가 좀 걱정되기도 하고 아파트에 살았던 사람이 궁금하기도 했다. 혹시 무슨 안 좋은 일로 나갔는지 아니면 위층의 층간소음으로 나갔는지, 집 자체에 결함이 있는지 등등 조금은 걱정이 되는 마음이었다.

매물 아파트 집 앞에 도착을 하니 현관문에 우편물이 보였다. 보통 우편물은 1층 아파트 우편함에 있는데 현관문 앞 문고리 옆에 붙어 있었다. 일단은 구입을 한 것도 아니어서 대수롭지 않게 생각하고 집 안으로 들어갔었다. 걱정했던 것과는 다르게 관리도 잘되어 있었고 깨끗했다. 나중에 내가 건강을 위해 달리게 되는 강변산책로가 보이지 않은 것이 조금은 아쉬웠지만 그런대로 주변환경은 괜찮았다. 큰 대형마트도 있고 달리게 되는 강변산책로가 3분 정도의 거리여서 훌륭했다. 종합병원, 식당, 시장 등 생활하는 데 주변여건은 좋아 보였다.

형님과 동생은 내가 구입을 확정한 후에도 이전에 본 아파트가 더 좋다는 말을 했으나 지금 본 집은 공실이어서 잔금 지불 후 바로 입주가 가능했다. 잔금일자가 조금 빨랐다면 형님과 동생의 의견을 적극적으로 수용하려고 했으나 날짜가 맞지 않아서 내가 결정한 집으로 선택했다.

"매매대금을 다운 가능한지 매도인에게 한 번 여쭤보실 수 있겠습

뛰니까 살맛 납니다

니까?"라고 중개소업소 사장님께 문의해보니 한번 협의 잘해보겠다고 했다. 매도인과 통화하더니 2백만 원을 다운해서 계약을 할 수 있었다. 빠른 일자의 매매물건도 없었고, 또 지금 잡아두지 않으면 이 물건을 놓칠 것 같은 마음에 그냥 계약했다.

결정을 하고 나니 앞으로 들어갈 집 현관 앞 우편물이 쌓인 게 찝찝했다. 그래서 다시 그 집에 가서 사진 촬영을 했다. 내용은 보지 않고 핸드폰으로 사진 촬영을 하고 임시 기거하는 어머니 집으로 와서 그 내용을 보았다. 법원에서 보낸 소송관련 문구가 매도인 이름으로 온 것이었다. 우편물에 대한 자초지정을 중개업소 사장님에게 묻자 매도인에게 확인해보고 연락을 바로 주겠다고 하더니 잠시 후 중개업소 사장님으로부터 연락이 왔다.

"아파트 세대 중 일부인 수십 세대가 집에 바닥 등 하자가 있어서 시공사를 상대로 집단소송 중이니 개별로 소송을 하지 말아달라고 법원에서 온 우편물이라고 하네요"라고 했다. 믿어야 하지만 그래도 잔금 전 조심하는 것은 나쁠 게 없다고 생각하여 해당 아파트 관리사무소에 전화를 하여 확인을 했다. 그 사실이 맞고 소송에서 이기면 현재 구입자가 혜택을 보니 나쁜 일이 아니라고 해서 안심했다.

일정대로 계약을 하고 계약금을 치렀다. 그 이후 가족이 있는 집에 있다가 고향으로 가지고 갈 짐을 챙겨서 대구로 내려왔다. 이삿짐센터 기사님과 3시간 이상을 같이 내려오다 보니 인생 사는 이야기,

본인이 살았던 이야기, 힘들었던 이야기, 행복했던 이야기 등 서로가 덕담을 나누면서 내려왔다.

기사님도 직업군인으로 오랜 세월 군생활을 하다가 전역을 하고 고향 근처로 내려왔다고 한다. 내려온 후 트럭을 구입하여 개인용달 사업으로 사업자등록을 했다. 이사포장업체와 연계해서 연락이 왔을 때 본인이 그 일정과 맞출 수 있으면 일을 진행하게 된다고 했다. 기사님은 군인연금을 받고 있어서 생활에 걱정은 없다고 했다. 그래도 집에 있으니 와이프 눈치도 보여서 소일거리로 하고 있고, 차에 골프채를 넣고 다니면서 각 지역에 이사 등으로 움직이게 되는 경우 친구들과 약속이 맞으면 일을 하러 간 김에 그 지역에서 골프를 치고 온다고 했다.

집에 도착하니 형님이 집에 사소한 인테리어 및 새로 구입한 가전제품, 티브이 설치로 인한 기사방문 등을 미리 와서 챙겨주고 있었다. 휴가를 내면서까지 나를 도와주려고 왔다. 나중에 알게 되었는데 형님이 "형수가 시간을 많이 내서 식기 등 나름 사용하기 편리한 제품을 구입했다"라고 얘기할 때 형님과 형수님에 대한 감사함이 이루 말을 할 수가 없었다. 그렇게 형님 덕분에 이사를 마무리하고 가족의 찐한 핏줄의 힘을 느꼈다.

어느 날 집에서 15km 정도 거리가 되는 아버지 산소를 마라톤으로 찾아뵐 작정을 했다. 그래서 산소까지 뛰어가는 경로를 파악하기 위해 사이클 자전거를 타고 산소에 가보기로 했다. 아침에 일찍 일어나서 산소에 올릴 사과, 칼, 술, 오징어포, 물 등을 챙겨서 집을 나왔다. 돈을 아끼고 운동도 하기 위해 기어가 없는 사이클을 십만 원에 구입한 터라 조금은 걱정이 되었다. 지방 도로 사정이 어떻게 될지 몰라서였다. 예상했던 대로 도로 사정은 좋지가 않았다. 경기용 사이클이라 바퀴가 얇아서 조그마한 돌멩이에 바퀴가 걸려도 사이클은 넘어진다.

하물며 서울처럼 인도나 자전거도로가 없는 곳도 많았다. 나왔으니 견디어 보자고 마음먹고 아버지 산소를 향해 갔지만 편도 15km 중에 국도를 4km쯤 지나쳐 가는데 인도도 없고 갓길이 아주 좁게 있어서 불안함이 몰려왔다. 아차 한 순간 큰 부상이라도 나면 큰일이다 싶어 꼭 사이클을 타고 가보기로 한 아버지 산소를 포기해야만 했다. 사이클로는 내게 오지 말라고 하는 아버지의 계시가 있는 듯했다. 자전거로 아버지 산소를 찾아뵙는 것을 포기하고 돌아오면서 아버지에게 "이번에 못 가봐서 죄송합니다"라는 말을 수없이 중얼거렸다.

앞에서 말한 기사님의 나이는 나와 비슷했지만 말이나 행동들이 여유가 있어 보였다. 성격이 급하고 잠깐도 가만히 있지를 못하는 나는 기사님의 여유와 연륜 등을 공짜로 배우게 되는 기회였다. 30년 이상 은행생활을 하다 보니 무엇이든 돈과 결부시키는 경향이 있다. 약간 무리한 비유 같지만 요즘은 정보가 돈이다. 기사님을 통해 난

돈보다 중요한 걸 얻었다. 아주 간단한 법률 자문 비용도 몇십만 원씩 지불해야 한다. 알고 나면 아무것도 아닌 정보임에도 모르면 돈을 지불한다. 일상의 법률도 변호사나 법무사 등을 찾아서 상담을 받고 돈을 지불해야 하지만 기타공공기관으로 설립된 무료법률구조공단이란 정보를 알면 돈을 내지 않고도 정보를 얻을 수 있는 것과 같다.

세상을 살면서 돈과 관련된 일이 대부분이지만 다른 세상도 있다. 본인의 재산이나 시간을 들여 기꺼이 봉사하시는 분들도 많지 않은가. 일부 뜻이 있는 사업가들이나 일반인들도 육체적으로 봉사를 하거나 힘들게 번 돈으로 사회에 기여를 하는 봉사자 분들이 많다. 나도 어려운 분들에게 오랫동안 배운 지식을 금융강의를 통해 제공함으로써 뒤늦게 보람을 느끼고 있다. 그 보람은 돈으로 살 수 없다는 것을, 더한 기쁨을 준다는 것을 알기에 계속하는 것 같다. 특히 음지에서 어려운 분들에게 사회봉사를 많이 하는 등 돈으로 살 수 없는 선한 영향력을 발휘하는 아름다운 세상도 있다. 그 일을 꾸준히 하는 이들은 평범한 일반인들이 알 수 없는 세상에서 살고 있다. 나는 그 분들을 진심으로 존경하고 배우고 있다.

직위가 높거나 권력이 있는 사람들이 직위나 위치가 낮은 사람들에게 겉으로 대접을 받을 수 있어도 마음의 존경은 받지 못할 것이다. 물론 직원들을 사랑하고 아끼는 품격 있는 분들도 있어서 많은 사람들로부터 존경받는 분들도 있다. 하지만 대부분의 사람들은 먹

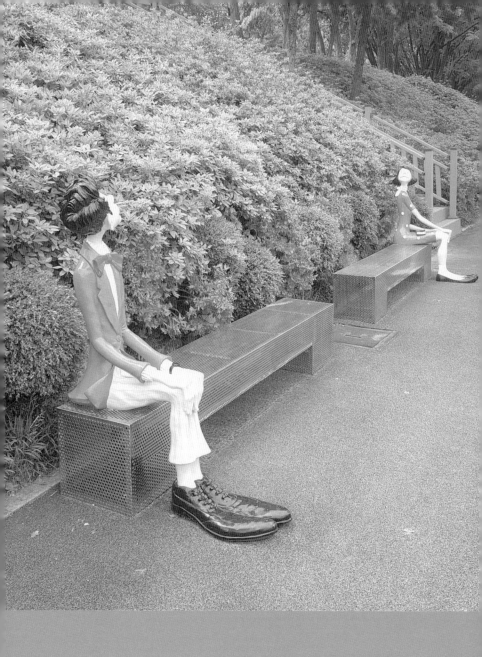

그냥 주변인에게 조금만 신경 써주고 상대방의 입장에서 배려한다면
상대편에게 마음에서 우러나오는 존경을 받으리라 생각된다.

고살아야 하니까 할 수 없이 "네, 네" 하며 살아간다. 남의 환경이 내 환경이라고 생각할 정도로 거창할 필요도 없다. 그냥 주변인들에게 조금만 신경 써주고 상대방의 입장에서 배려한다면 상대편에게 마음에서 우러나오는 존경을 받으리라 생각된다.

어머니는 역시 어머니

　　고향에 내려온 이후 15km가량 떨어진 어머니 집에 2주에 한 번 정도는 햄버거를 사 들고 찾아뵈었다. 근처에서 오래전부터 고령의 어머니를 돌보는 형은 어머니께서 연세가 있으셔서 햄버거를 좋아하지 않을 것이라는 생각에 한식으로 일관하신 것 같았다. 하지만 내가 사 드린 햄버거 또한 무척 맛있게 드시고 행복해하셨다.

　　평상시 어머니에게 갈 때는 버스를 타는데, 어느 날은 마라톤으로 가보기로 마음을 먹고 어머니께 전날에 말씀드렸다. 그리고 전날 마라톤 배낭에 물, 휴지, 마라톤 할 때 중간에 먹는 에너지 젤, 이어폰, 선글라스, 반팔 및 반바지 여벌, 모자, 수건, 휴대폰 보조 배터리, 초콜릿 등을 챙기고 일찍 자려고 했다. 잠이 오질 않아서 티브이 채널을 돌리다 보니 〈말임 씨를 부탁해〉 영화가 막 시작을 하여 보다가 새벽 3시에야 잠이 들었다.

늦게 잠들었다 보니 다음날 9시 넘어서 일어났다. 냉장고에 미리 사둔 두부로 간단히 요기를 한 후 전날 챙겨 둔 마라톤 배낭을 메고 집을 나섰다. GPS가 되는 마라톤 시계의 시작버튼을 누르고, 초행길이라 네이버지도로 도착지를 설정한 후 달리기 시작했다. 마스크를 준비는 했으나, 야외에서는 의무가 아니어서 반바지 주머니에 넣고 달리니 훨씬 뛰기 편함을 느꼈다.

1km쯤 지났을까? 강변도로를 나와 다리를 건너는데 리어카에 폐지를 한가득 싣고 가시는 할머니와 옆에 손녀로 보이는 초등학생이 오래된 유모차에 폐지를 가득 채워 할머니와 담소를 나누며 지나갔다. 할머니와 초등학생 여자아이를 보니 너무 안타까웠다. 한참 친구들과 노는 나이인데 저렇게 힘들게 할머니를 도와주러 다니는 모습에 눈물이 났다. 만 원이라도 쥐어주면서 할머니와 자장면이라도 먹으라고 하고 싶었지만 가진 현금이 없었다. 그때 이후로 나는 주머니에 현금 만 원이라도 필수 지참해야겠다는 생각을 했다.

안타까움을 뒤로 하고 어머니 곁으로 발길을 재촉했다. 날씨를 보니 33도로 무척 더웠다. 싱글렛과 짧은 반바지임에도 등에는 배낭을 메고 달리다 보니 삐질삐질 땀이 났지만 힘을 냈다. 지도 앱을 보면서 6km 지점쯤 갔을까? 저 멀리 영남대학교가 보였다. 학교 정문을 지나치는데 사람들이 앞머리도 없고 흰머리가 많이 난 나를 보고 "멋지십니다"라고 응원을 했다. 더운데 고생이 많다고 생각했을까 아니

뛰니까 살맛 납니다

면 도전하는 모습이 좋아서였을까. 나 역시 다른 사람이 한여름 날씨에 달리는 것을 보면 응원해주었을 것이다. 지나간 일이지만 그 친구들 덕분에 잠시나마 행복했다.

그 행복도 잠시였다. 지방에 내려와 일이 많다는 핑계로 달리지 못한 탓인지 발바닥과 발가락에 통증이 왔다. 42.195km를 뛴 내가 10킬로도 안 된 지점에서 통증을 느끼다니 어이가 없었다. 스스로 연습을 안 한 결과의 벌이라 생각하고 참고 달렸다. 원래는 보통 15km 거리면 내가 달리는 속도로는 1시간 30분이면 충분한 시간이다. 그러나 거리의 횡단보도를 준수한다는 전제하에 2시간 내로 간다고 미리 어머니에게 전날 말해두어서 그 시간을 맞추려고 노력했다.

어느덧 강 주변에 있는 어머니 아파트가 저 멀리서 보였다. 어머니에게 전화를 걸었다. "제가 20분 정도 후면 어머니 집에 도착합니다. 초등학교 앞으로 서서히 준비하셔서 나오세요? 식사를 밖에서 소고기로 먹지요?"라고 말씀드렸다. 어머니께서 집에 온다고 밥과 반찬을 해두었으니 오라고 하셨지만 "제가 소고기 먹고 싶네요. 밖에서 먹어요."라고 어머니를 설득했다. 어머니께 갈 때마다 별미라고 햄버거만 사드려서 이번엔 고기를 사 드리고 싶었다. 다행히 오케이하셨다.

20여 분쯤 지났을까? 어머니가 초등학교 근처에 있는 정류장 부근에서 나를 불렀다. "잘 계셨죠? 전화를 자주 못했지만, 형이 매일 아침에 어머니께 전화드리니 저는 전화 안 드린다는 것 알죠?"라고 말씀드렸다.

사실 내가 자주 어머니에게 전화를 하면 퇴직하고 혼자 내려와서 사는 걸 못마땅해하시고 식사 등 잘 챙겨서 먹는지 걱정을 하셔서 자주 전화를 하지 않았다. 나이가 아무리 많이 들어도 늘 자식을 걱정하는 마음은 어쩔 수 없는 것임을 나도 자식을 키우는 아버지로서 잘 알고 있다. 하지만 걱정이 앞선 어머니의 전화가 부담스럽고 오히려 걱정만 드리는 게 아닌가 하는 마음에 전화를 자주 안 하게 된다. 전화를 하면 내내 걱정하신다.

고향에 내려와서 사회활동을 많이 하고 있어서 전화를 자주 못 드리지만, 햄버거를 좋아하셔서 한우버거와 커피를 사 가지고 가거나 짜장면을 시켜 먹거나 식당에 자주 모시고 다니면서 고기를 사 드리곤 한다.

어머니와 같이 식당이 많은 지역으로 이동을 했다. 핸드폰의 지도 앱에서 근처 소고기 맛집을 검색해서 그중 한우만 취급하는 식당을 택하여 이동했다. 83세인 어머니께서 걸으시는 것을 보니 건강이 안 좋아지는 게 하루가 다르게 느껴졌다. 식당으로 이동하는 내내 마음이 좋지 않았다. 그렇게 잘 걸으시던 분이 허리가 구부러지고 걸음걸이도 많이 느려지셨다.

요즘 100세 인생이라고는 하지만 그건 실제 삶의 질과는 차이가

뛰니까 살맛 납니다

있다는 생각이 들었다. 현재 전 세계 인구 77억 중에서 과연 100세까지 살면서 내 마음대로 움직이고 사회생활을 하는 인구는 몇 명이나 될까? 70세가 넘으면 사회생활이 쉽지도 않고 아무리 운동을 해도 몸의 이곳저곳이 아파오는 건 사실이다. 운동을 함으로써 좀 덜 아프고 아프게 되는 시간을 늦추는 정도이지 쇠약해지는 건 피하기가 쉽지 않다. 물론 운동과 식단관리를 잘해서 구구팔팔 일이삼을 실천하는 분도 있다. '구구팔팔 일이삼' 희망은 좋다. 나 역시도 100세 인생을 살고 싶은 희망을 갖고 있지만 희망사항에 머무를지도 모른다.

식당에서 등심 300g과 안창살 300g을 주문하고 어머니와 진솔한 대화를 하기 시작했다. 우선 내가 꺼낸 말이 오늘 마라톤을 하면서 폐지수거를 하시는 할머니와 손녀 얘기를 꺼냈다.

"그래도 우리는 행복한 것 같아요. 나름 어머니나 저나 열심히 살아왔지만 뜻대로 안 되는 게 인생인데 삼시 세끼 식사를 할 수 있고 자주 먹는 한우 소고기는 아니지만 이렇게 어머니와 제가 편안하게 식사를 할 수 있어서 말입니다. 우리보다 생활 환경이 더 좋은 사람은 수없이 많겠지만 그들을 생각하기보다는 오늘처럼 어렵지만 할머니와 손녀가 폐지를 줍기 위해 할머니는 리어카를, 손녀는 유모차에 폐지를 한가득 싣고 가는 모습을 보면서 안타까운 만큼 나는 참 감사한 삶이라는 생각이 들었어요."

"그건 진짜 맞는 말이다. 아무리 좋은 옷을 입고 아무리 좋은 음식을 먹어도 내가 더 잘사는 사람을 보고 불행하다고 느낀다면 현실은 불행할 수밖에 없다."

그렇게 어머니와 진솔하게 이런저런 얘기를 했다. 어머니는 아침 식사를 일찍 하고 나를 기다려서 배가 많이 고팠다고 하시면서 아들 덕분에 좋은 음식 맛있게 잘 먹는다고 하셨다. 어머니와 오랜만에 많은 이야기를 시간 가는 줄 모르고 나누었다. 식사를 마치니 오후 5시가 넘었다.

식사가 끝나니 몹시 피곤해서 일찍 집으로 가기로 했다. 버스정류장으로 향하기 위해 횡단보도 앞에서 기다리고 있는데 어머니는 집으로 향하지 않고 기다리셨다. 내가 버스를 기다리고 있는 모습을 건너편에서 어머니가 한참 동안 보고 계셨다. 가는 것을 보기 위함인 줄 알지만 나는 일부러 어머니를 안 봤었다. 몸과 마음이 나약한 아들은 어머니의 짐이 된다고 늘 생각했기 때문이다.

개개인의 수명은 그 누구도 알 수가 없지 않은가? 마라톤을 하는 경우도 그렇다. 42.195km를 수백 번 달리고 평상시 아무런 질병이 없음에도 달리는 중에 사망하거나 완주를 하고 사망을 하는 경우도 적지 않다. 평상시 그렇게 건강한 사람도 축구 등 운동을 하다가 심장마비로 죽는다. 하루가 달라지는 어머니의 걸음을 보면서 과거나 미래보다는 '오늘을 어떻게 잘 보낼 것인가?'를 스스로 연구하면서 살아가면 어떨까라는 생각을 되새기게 되었다.

인생은 이 세상에 소풍처럼 여행 왔다가 저 세상으로 간다고 한

뛰니까 살맛 납니다

다. 짧은 인생을 얼마나 값어치 있게 살고 긍정적인 마인드로 살아가야 할지를 늘 고민하고 있다. 이렇게 소확행들을 만들어가면 나의 삶은 '이 또한 지나 가리라가 아닌 이 또한 살 만하지 않은가?'라는 가치 있는 삶으로의 변화할 것이다.

휴대폰은 아무 죄가 없다

실수는 자기성장에 도움이 된다. 최근에 네이버 블로그를 사용한다. 과거에 개설만 하고 조직에 얽매어 바쁘다는 이유로 글은 올리지 않았다. 블로그에 글을 쓰기 전 빠른 메모를 위해 네이버 메모앱을 통해 간단히 메모했다. 수시로 좋은 글이 생각나면 추가로 메모를 하고 글이 어느 정도 완성되면 네이버 블로그에 옮겼다.

그런데 며칠 잘 사용하던 네이버 메모가 갑자기 먹통이 되어 메모한 내용들이 한 번에 사라졌다. 힐! 안타까웠다. 많이 속상하고 짜증도 났다. 화가 났다.

휴대폰을 너무 믿었다. 다시 실수를 하지 않으려고 여러 어플을 찾아보다가 지금은 핸드폰에서 문서작성이 가능하다는 것을 알았다. 조금 늦게는 알았지만 늦은 것이 빠르다고들 한다. 만약 내가 그렇게 부지런히 메모하지 않았더라면 메모내용이 사라진 것에 대한 속상

뛰니까 살맛 납니다

함이 없었을 것이고 거기에 그치지 않고 좀 더 메모관리를 잘해야겠다는 소중한 교훈을 얻지 못했을 것이다. 아울러 그렇게 나의 성장에 도움이 되는 생각들을 메모하지 않고 쉬는 날 누워서 티브이 프로그램이나 유튜브를 보며 나의 성장에 전혀 도움되지 않는 삶을 살았을 것이다. 마치 주중에 힘들게 일한 나에 대한 보상이라며 현실에 안주하는 그런 사람으로 살아가고 있었을지도 모른다.

70, 80대 분들이 마라톤을 완주하고 헬스를 하는 등의 모습은 나에게 자극이 되고 나도 실천을 해야겠다라는 생각을 불러일으킨다. 사랑도 나이에 상관없듯이, 일상의 배움도 나이에 상관없는 사람들이 얼마나 많은가! 내일이 어떻게 될지는 모르지만 하루하루 성실하게 최선을 다해 살아가면서 성장해 나가는 사람들의 모습들이 참 아름답고 멋지다고 생각한다.

반대로 나이가 많다고 "나는 지금 배울 나이는 지났지." "몰라도 되고 이런 것 모른다고 먹고사는 데 문제되는 건 아니야." "지금 이 나이에 이런 것 해서 뭐하게?" "그동안 고생했잖아. 은퇴를 했으니 편하게 살지 뭘 자꾸 하려고 해." 등 귀차니즘으로 나날이 빠르게 바뀌어가고 있는 지금의 현실을 무시한 채 그대로 안주하려는 사람들이 많다. 내 주위에 친구들이나 하물며 나보다 어린 후배도 그런 생각을 많이 한다.

이런 친구들과 나의 마인드는 조금 다르다. 그래서 노트를 구입해 각 주제별로 파일에 메모해도 되지만 지금은 시대가 달라졌다. 나이에 상관없이 스마트폰을 잘 다루어야 한다. 핸드폰을 잘 다루지 못하면 시대를 따라가지 못한다고 생각한다. 그래서 시대의 흐름에 퇴보하지 않기 위해 부지런히 스마트폰으로 메모를 한다. 오죽하면 핸드폰 교체시기가 오면 메모기능이 좋은 기기를 비교해서 구입 할 정도이다.

핸드폰을 다루는 직업이나 관련된 일을 하지 않으면 내 나이 또래에 사람들은 메모기능을 잘 모른다. 주변친구들이나 선배들과 대화를 해보면 피부로 많이 느끼게 된다. 나는 컴퓨터로 문서를 작성하는 386세대였다. 일반인들은 전화를 할 때 10원짜리 동전 여러 개를 가지고 슈퍼에 가서 줄 서서 전화를 하는 시대였다. 그 당시에는 걸어다니면서 전화를 한다는 것은 상상할 수가 없었다. 삐삐만 가지고 있는 사람들만 봐도 잘 산다고 생각했고 대형 무전기 같은 핸드폰을 가지고 다니는 사람은 그냥 부자가 아니고 상당히 부를 이룬 사람으로 생각하는 정도였다. 내 손 안에 모든 정보가 들어가는 그런 스마트폰 자체는 상상을 할 수가 없었다. 그런 생활환경이었으니 배울 수 있는 그런 기회도 없었던 것이다.

은퇴 전에는 블로그, 페이스북, 인스타그램, 유튜브 등은 개설만 하고 활동은 하지 못했다. 다양한 활동을 해보려고 했으나 끌림이 없었다. '직장생활이라는 조직 속에 있어서'라는 핑계를 한번 대본다.

뛰니까 살맛 납니다

직장생활하면서 다른 활동도 잘 병행하는 분들도 많지만 나는 그런 멀티한 생활을 할 수 있는 능력을 갖추질 못했다. 지금은 아침에 출근해서 저녁에 퇴근하는 삶이 아닌 완전 다른 일상을 보내고 있다. 수십년 동안 쌓아온 금융경험을 사회에 이롭게 전하고자 계획하고 새로운 업무에 대한 습득을 주제별로 메모하고 외우는 등 나름 열심히 살아가고 있다. 백수가 과로사한다고 은퇴 후 생활이 더 바쁘다.

은퇴 전 하지 못한 SNS활동을 적극적으로 해서 나와 같은 생각을 하는 분들과 많은 공감을 통해 서로 윈윈하는 삶을 살아가고 싶다. 그래서 나의 건강에 대한 성장가치와 마음에 대한 성장가치가 발전하는 행복한 맛을 보기로 스스로 약속했다. 아울러 내가 미흡하나마 알고 있는 건강지식과 마음지식과 경제지식을 진심으로 공유하여 나와 공감이 되는 많은 분들이 나로 인해 조금이나마 몸, 마음, 경제가 풍요로워졌으면 하는 진심 어린 바람이다.

그렇다고 내가 생각하는 건강과 삶에 대한 실천을 위해 스트레스 받으며 하고 싶지는 않다. 부처님도 상대편에게 두세 번 제의를 해보고 상대편이 반대하고 싫어하면 그것에 대해 집착하지 않고 포기를 했다고 한다. 사실 포기는 좋은 것이 아니다. "꾸준히 해도 성공하기 어려운 게 인생인데 두세 번 해보고 포기하랴?"라고 한다면 어떤 사람은 반문할 것이다. 각자가 본인의 상황에 맞게 포기를 할 때는 포기할 줄도 알고, 견딜 수 있는 상황이라고 판단되면 죽이 되든 밥이 되든 도전해보면 된다.

앞에도 말했지만 나는 마라톤을 50대에 시작했다. 그리고 지금도 열심히 재미있게 하고 있다. 수영과 사이클은 젊을 때 좋아해서 몇 년 했고 지금은 가끔 시간 날 때 한다. 다른 운동도 좋아해서 도전해 보았지만 시간을 내서 하고 싶은 정도는 아니라 빨리 접었다. 물론 빨리 접은 운동이 마라톤보다 더 좋았을 수도 있다. 그러나 지나간 과거를 회상한다고 그 시절로 돌릴 수는 없다. 내가 한 운동 중 시절인연은 마라톤이 제일 오래 가고 있고, 마음 같아서는 앞으로도 마라톤과 인연이 오래갔으면 하는 바람이다.

메모하는 습관도 예전 마라톤 운동이 시절인연으로 찾아온 것처럼 나의 시절인연으로 한 걸음 더 다가왔다. 지금 소화해야 하는 정보량은 방대하고 내용도 복잡해서 스트레스도 만만치 않지만, 내게는 편리함과 스마트함이 더 좋다. 어떤 정보를 그냥 흘려 버리지 않고 메모를 하고 소리 내어 읽어야만 내 것이 된다. 그런 메모된 정보를 한 곳에만 저장하지 말고 여러 군데 저장하거나 수기로 기록해두어야 된다는 사실을 네이버 메모가 왕창 날아가버리고 난 뒤에 확실히 알게 되었다. 나는 변화를 좋아한다. 자기성장을 할 수 있다면 핸드폰에 저장된 메모가 한 번에 날라간 것도 나의 성장과정에 일부분이 되었을 것이라 생각하며 사실에 감사하고 있다.

뛰니까 살맛 납니다

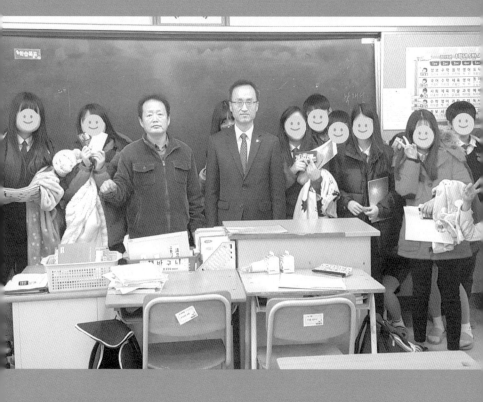

나는 변화를 좋아한다.
자기성장을 할 수 있다면 핸드폰에 저장된 메모가
한 번에 날라간 것도 나의 성장과정에
일부분이 되었다는 사실에 감사하고 있다.

오랜만에 직장 후배를 만나다

오전 10시 따르릉 따르릉 전화벨이 울린다. 30년 전 총각 때 만난 직장동료 후배이자, 룸메이트였다. "형님, 이른 시간이지만 11시에 점심을 먹죠"라고 연락이 왔다. 춥지만 주섬주섬 옷을 챙겨 입고 집을 나섰다. 누구나 피할 수 없는 세월 앞에 벗겨진 앞머리. 세월의 무상함을 느낀다.

1989년 은행 합숙소 룸메이트로 후배와 나는 입행은 비슷하게 했다. 나는 현역으로 제대를 하고 은행에 들어왔고 후배는 고등학교 졸업을 하고 바로 은행에 들어와서 6살 차이가 난다. 합숙소 같은 방에서 결혼 전까지 생활했다. 그런 후배가 지금은 머리가 빠지고 새치가 아닌 흰머리가 수두룩했다. 어린 줄로만 알았던 후배가 지금은 같이 늙어가고 있다.

후배는 부산에서 고등학교 졸업을 하자마자 객지생활을 해서인

뛰니까 살맛 납니다

지는 몰라도 서로 은행일이 적성에 안 맞는다고 했다. 퇴근해서 올 때마다 퇴직할 것이라고 앵무새처럼 말하면서 공무원 공부를 하며 일했다. 그랬던 후배가 지금은 은행 지점장이 되어 만났다. 결혼을 하고 합숙소를 나간 이후로는 가끔 전화통화는 했으나 만남은 30년 만에 이루어졌다.

"형님 진짜 오랜만입니다!" 내가 식당에 먼저 와서 기다리고 있었는데 보자마자 반갑게 인사했다. 정말 반가웠다. 세월은 그대로 있는 듯한데 사람은 변했다. "형님 은퇴 축하합니다. 만 32년 동안 한 직장에서 고생 많이 하셨네요!" 후배가 퇴직 축하를 해주니 감회가 새로웠다.

후배와 있었던 곳은 서초동 합숙소로, 나는 원래 장위동 합숙소에서 은행 동기와 룸메이트로 생활을 했었다. 그렇게 생활하다가 은행 입행 동기 중 친한 동기가 서초동 합숙소 생활을 하는 동안 서초동에서 같이 지내자고 하자 응했다. 그때 동기가 내 짐을 옮겨주려 지하철을 타고 와주었다. 우리는 입행한 지 얼마 되지 않아 차가 없어서 큰 가방에 한가득 짐을 싣고 지하철로 장위동에서 서초동으로 이동했다. 다행히 주말이라 지하철은 한가했다. 큰 짐을 가지고 움직이다 보니 주변에 민폐를 주지 않을까 싶었지만 그런 일은 일어나지 않았다.

주말을 이용하여 귀중한 시간에 도와준 친구에게 감사한 마음에 그때 술을 한잔 거하게 샀지만 지금도 고마움은 여전하다. 사실 그 친구와 한 방을 사용하기로 했으나 장위동합숙소에서 같이 있던 동기가 워낙 예민한 건지 내가 지저분한지는 모르지만 내가 술을 한잔하거나 늦게 올 때는 항상 잔소리를 했었다. 내가 양말이나 옷을 침대나 책상에 벗어놓고 그대로 침대에 쓰러져 자버리는 것이 일쑤였기 때문이다.

그래서 장위동 합숙소 생활이 생각나서 내 짐을 옮겨준 친한 동기와 같이 생활하다가는 서로 간의 살아온 방식이나 생활이 달라서 친한 친구 사이가 멀어질 수도 있겠다는 생각에 함께 생활하기를 거부했다. 어차피 한 건물에 있으니 오고 가며 보면 된다고 생각했기 때문이다.

그때 당시의 합숙소는 남자들만 합숙 생활을 했었다. 지금은 남녀 동은 다르지만 여성도 결혼 전 직원들이나 격지 근무를 하는 직원들은 숙소생활을 같이한다고 했다. 가보지는 않았지만 후배에게 들었다. 돌이켜보면 그때 생활이 조금은 불편했지만 식사 빨래 등 모두가 은행에서 아주머니들을 채용해서 지원해주었기에 참 편하게 생활을 했다. 은행동기들 중 친한 친구 7명이 같이 의기투합하여 '한울타리'라는 이름으로 볼링모임을 만들었다. 그때 당시 한참 유행하던 볼링을 목적으로 모임을 결성하여 이후 한 명은 개인적 사정으로 모임에서 빠졌지만 나머지 6명은 1989년 은행에 들어와 은퇴를 한 지금까지도 34년째 우정을 같이하고 있다.

뛰니까 살맛 납니다

주말이나 일찍 퇴근하는 날이면 볼링장에 모였다. 볼링을 2~3게임을 치면 새벽 1시가 넘었다. 합숙소에 들어가면서 출출하다고 편의점에서 컵라면과 새우깡 등 안주를 추가하여 한잔씩 하고 들어갔었다. 그렇게 열심히 하다 보니 은행 전산부(체계적으로 인원이 많이 있는 볼링모임) 등 은행 내 동호회모임 등과 볼링대회를 하게 되었을 때 우리가 우승하는 쾌거를 올린 적도 있었다. 그 당시 내가 우승 트로피를 가지고 있었는데 이사를 하면서 잃어버렸다.

친한 친구와는 같이 동거를 하지 못했지만 그렇게 친구들과 어울렸다. 오늘 만난 후배 지점장과의 인연도 감사할 따름이다.

오랜만에 만났으니 내가 고기를 먹자고 제안했다. 살짝 후배가 멈칫했다. 내가 은퇴를 해서 후배가 산다는 것을 알기에 내가 "It's on me내가 살게" 했다. 내가 나이 많은 형님이고 내가 사는 게 마음 편해서다. 퇴직을 해서 만 32년 동안 꼬박꼬박 들어오던 돈이 없다. 그렇지만 친한 후배를 만났는데 선배가 머리 굴리는 모습을 보여서는 안 되지 않는가? 말로만 절친 노No이다. 귀중한 시간을 내준 것만으로 감사할 따름이었다.

오랜 세월 있었던 과거의 얘기를 즐겁게 나누었다. 1차가 끝나고 "형님 내가 근무하는 지점에서 가서 차나 한잔하고 가실래요?" 권하기에 우리는 후배 근무지점으로 자리를 옮겼다.

6년 후배는 현재 지점장으로 지점장실에 가서 커피 한잔을 마시게 되었다. 지점장실에 도착하자마자 올해 탁상다이어리 등 있으시냐고 내게 물어보더니 내년 다이어리를 챙겨주는 등 뭐 하나라도 주려고 하는 모습에 감사했다.

과거 우리가 합숙소생활을 같이할 때의 이야기부터 그 이후 서로 결혼, 아이, 뇌출혈, 부모님의 부고 등 많은 얘기를 나누고 다음의 만남을 기약하며 헤어졌다.

헤어지고 집으로 오는 길에 헬스장에 가서 가볍게 운동을 하고 커피전문점에서 아내와 딸에게 줄 라테와 밀크티를 주문했다. 오랜만에 친한 후배를 만나 참 행복하다는 생각이 들었고 나에게 귀한 시간을 내어 준 후배 지점장에게 감사한 마음이었다.

뛰니까 살맛 납니다

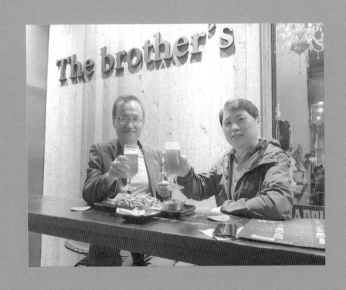

오랜만에 친한 후배를 만나
참 행복하다는 생각이 들었고
나에게 귀한 시간을 내어 준 후배 지점장에게
감사한 마음이었다.

우리는 잘못된 달리기를 했다

서울에서 같이 근무했고 지금도 친한 후배가 내가 은퇴하고 난 후 새로 기거하는 곳인 나의 고향에 내려왔다. 그날 해야 할 일을 일찍 마치고 경산역으로 마중을 나갔다. 후배와 오랜만에 만나서 미리 봐둔 경산역 부근 젊은 층이 많이 가는 곳으로 이동했다.

멀리서 온 후배인 만큼 최선을 다하려고 했다. 미리 봐둔 맛집인 대게집으로 발길을 옮겼다. 이동하던 중 후배가 한쪽에 들고 있던 물건을 내게 건네며 "형님 주려고 연태고량주 하나 샀는데 일 끝나고 한 잔씩 드세요." 한다.

이어 "형님 외롭지는 않으세요? 서울에 있는 가족들 가끔 보고 싶지 않으세요?" 물어왔다. "처음엔 그랬지. 그랬는데 내가 누구에게 기대려고 하면 더 외롭지 않을까? 그런 마음으로 생각을 바꾸니 외로움이 점점 없어지던데…. 그리고 은퇴 후에 지금 하고 싶은 일이

186

많아서 별 문제 없어. 자주는 뵙지 못하지만 서울에 있을 때보다 천 배 만배 많이 보고 있는 어머니와 경북 대구도 가까운 곳에 있고, 형 도 자주 봐서 좋아. 울산 있는 동생도 가끔씩 보고 말야. 고맙지!" 하 고 대답했다.

"그건 그렇고 한쪽 손에 든 것은 뭐냐? 나에게 줄 것 있으면 지체 하지 말고 주라"라고 농담을 건네니 "제 건데요, 형님 집에서 잘 때 입을 옷가지… 그리고 코골이 양압기는 형님 한 번쯤은 봤을 텐데 요? 전에 형님 춘천국제마라톤 풀코스 뛰러갔을 때 제가 응원가면 서 모텔에서 같이 1박 할 때 못 보셨어요?"라고 말하기에 그때야 생 각이 났다. "그때 아우가 잘 때 사용했던 거지? 중환자실에서 산소호 흡기 착용하는 것과 비슷하게 생긴 것? 코골이가 너무 심할 때 사용 하는 양압기 그거?" 하니 "아, 네 맞아요. 형님과 같이 자는데 시끄러 울까봐 가지고 왔어요." 한다. "그냥 오지 우리끼리 뭘 그런 거 다 생 각하고 와." 하니까 "아닙니다. 내가 거시기해서 가지고 왔어요."라며 미안해서 안 된다고 한다.

이런저런 얘기를 나누다 보니 대게집 부근에 도착했다. 주변에는 어린 시절 보았을 것 같은 '전당포, 다방'이란 문구가 쓰여진 모형 상 점이 설치되어 있었다. 우리는 이구동성으로 "요즘 시골에도 다방이 있을까 말까 한데 글귀가 새삼스럽네. 하루하루는 좋은 날들은 순간 이고 힘든 날이 더 많으면서 지나가는데, 또 결국 지나고 나면 참 세월 빠르다"라는 감상을 서로 주고받으며 길을 지나쳤다.

그날 대게집에서 거하게 1차를 하고 2차는 걷다가 눈에 들어오는 곳에 가기로 했다. 막걸리집이 바로 눈에 들어와서 막걸리에 반 말린 오징어를 주문했다. 후배는 껍질 손질을 완벽히 한 오징어를 보고 감탄했다. 서울에서 오징어 숙회를 많이 먹어봤지만 이렇게 완벽하게 껍질을 벗겨서 안주로 나온 것은 처음이라고 했다. 후배는 막걸리집에서 한번 놀라고 3차로 옆에 있는 전문 오뎅집에 가서 또 한번 놀랐다.

그렇게 맛있는 음식을 배불리 먹고 노래방으로 향했다. 두 시간가량 신나게 노래를 부르고 늦은 시간 집으로 귀가했다. "오늘 새로운 음식도 많이 먹고 형님과 같이 노래도 하고 상당히 기분이 좋습니다"라고 후배가 고마워했다. 나 또한 즐거운 시간을 보내어 보람찬 하루였다.

집에 들어 온 후배는 "형님 홀아비 냄새가 전혀 안 나고 깔끔하게 하고 사시네요!" 연심 감탄해주었다. 아무래도 사랑하는 후배는 칭찬 전문가, 긍정 전문가인 것 같다. 매우 고마웠다. 타인의 눈으로 보았을 때에도 깔끔하게 지내는 모습이라는 말에 힘이 났다.

다음 날 아침 집에서 후배에게 해장국은 못 차려주고 라면과 열무김치를 주니 맛있게 먹으면서 "형님 이 열무김치 어디 거예요?"라고 물어보기에 "쿠팡"이라고 하니 집이 떠나갈 정도로 웃었다.

뛰니까 살맛 납니다

우리는 포항으로 일정을 잡고 경산역을 출발하여 동대구역에서 갈아타고 포항역에 도착했다. 포항에는 고등학교 때 이후로 한 번도 가본 적이 없어서 오랜만에 방문한 포항은 많이 변해 있었다. 택시 정류장에 줄을 섰는데 여름이라 바다로 여행을 온 사람들이 많았다. 한참을 기다려서 택시를 타고 기사님께 인근에 갈 만한 한적한 횟집이 있는지 여쭤봤다. 택시 기사님의 소개를 받아 포항 바다가 바로 앞에 있는 한적한 횟집에 도착했다.

"우리가 일찍 왔나 보네? 문 안 열었는데?"

"형님 그런가 봅니다. 바다 주변을 돌다가 오줌 싸서 강아지처럼 영역표시 하고 가시지요?"

우리는 천천히 걸으며 주변 풍경을 구경했다. 그렇게 10여 분을 걷다가 바다 주변 조그마한 언덕길이 있어서 주변에 영역표시를 하고 전망이 좋은 장소에서 바다를 등지고 사진도 찍었다. 추억 한 컷을 남기고 다시 횟집으로 가니 문이 열려 있었다. 바닷가에 왔으니 당연히 회와 대구의 소주, 돌아온 금복주인 진로소주를 주문했다. 주문하고 나니 밑반찬이 서울에서 나오는 반찬이 아니었다. 밑반찬에 소주만 먹고 가도 충분할 만큼 멍게, 해삼, 번데기, 홍합탕, 굴 등이 푸짐하게 나왔다.

그렇게 만찬을 즐기고 집으로 돌아갈 시간이 됐다. 포항역 KTX로 출발하여 대구에 도착을 했고, 다시 내가 사는 경산역에 가기 위해 갈아타야 했다. 갈아탈 시간이 촉박했지만 그 다음 열차는 빨라야 1시간 뒤에 와서 촉박한 열차를 타기로 했다. 동대구역에 도착하자마자 경산역으로 가는 열차를 타기 위해 전력질주 하기로 했다. 전속력으로 달린 끝에 출발 직전 열차에 겨우 오를 수 있었다. 우리는 기가 막히게 열차에 무사히 올라탔다고 스릴 있다며 즐거워했다.

그런데 '아뿔싸' 10분이면 도착할 경산역에 정차를 하지 않는 것이다. 다른 승객에게 여쭤보니 경산역 가는 것이 아니라고 한다. 밀양 가는 무궁화호라는 것이다. 이번 역이 청도이니 내려서 다시 동대구역으로 돌아가라고 말씀해주었다. "이런, 왠지 너무 정확히 탄다 했다." 우리는 이렇게 중얼거리면서 다음 역인 청도역에 내렸다. 다시 동대구역으로 향하는 열차를 타고, 내려 경산행으로 갈아타 마침내 집으로 돌아왔다.

그런 생쇼에 잘못된 달리기로 고생한 당시는 힘들었지만 지나고 나니 오래 남을 추억이 된 것 같다.

후배는 내가 은퇴 후에 혼자 고향에 내려와 있으니 내심 걱정이 되는지 카카오톡으로 매일 아침 "좋은 아침!"이라는 이모티콘을 보내온다. 누가 멀리 사는 은퇴한 선배에게 이렇게 매일 아침 안부문자를 보내겠는가? 웬만한 마음으로는 하기 힘든 행동임에 틀림이 없다고 느낀다. 퇴직을 하고 의형제처럼 지내기로 했다. 내게는 참 고맙고 귀한 사람이다.

뛰니까 살맛 납니다

7살 아들과 로마 뒷골목을
우사인 볼트처럼 달렸다

어느 날 형과 동생이 내가 고향에 내려오고 난 뒤 처음으로 내 집에 왔다. 2022년 카타르 월드컵 축구를 보기 위해서다. 운동경기는 혼자 보는 것보다 함께 보는 게 더 즐겁다. 월드컵을 같이 보지 않겠느냐는 나의 제안을 수용하여 가까이 사는 형과 울산에 있는 동생이 뭉쳤다.

동생이 울산 단골집에서 사 온 방어, 오징어회를 먹으면서 열심히 응원했다. 추가된 연장시간 6분에서 3분이 지나자 손흥민 선수의 어시스트로 황희찬 선수가 골을 넣었다. "하느님이 보우하사 우리나라 만세!" 삼 형제가 우리 집에 뭉친 보람이 있었다.

나는 월드컵 기간이 되면 특별히 떠오르는 기억들이 있다. 지금으로부터 정확히 20년 전 한국에서 처음으로 2002월드컵 대회가 열렸다. 전 국민이 기억하는 그 시기에 아들과 나는 한국에서 월드컵 축구를 보지 못했다. 아들과 함께 유럽 4개국 여행을 하고 있었기 때문이다.

회사에서 선진국 문화 체험 직원으로 선정이 되어 서유럽영국-프랑스-스위스-이탈리아에 갈 기회가 생겼다. 사실 그 당시 아내에게 같이 가자고 했으나 둘째가 어리니 다음에 가자고 했다. 그래서 부득이 아들하고 첫 해외여행을 다녀오게 되었다. 어린 아들과 4개국을 움직이는 일정이어서 쉽지 않았다. 먼 타국땅에서 아들을 잃어버릴까 걱정, 아들이 아프지 않을까 걱정, 세상의 걱정을 다 하며 여행했다. 다행히 아들은 어려서 아무런 생각 없이 아빠가 가니까 두려움 없이 따라나선 것 같았다.

4개국 다니는 나라마다 재미있는 일화가 많았지만, 그중에 20년이 지나도 생각나는 일화가 몇 가지 있다. 이탈리아 로마와 카프리섬에서 있었던 일이다. 2002년 6월 18일은 대한민국과 이탈리아 경기가 있는 날이었다. 한국과 이탈리아가 1대1 상황에서 안정환 선수가 경기 막바지에 골을 넣어 이겼다는 소식이 들려왔다. 그래서인지 케이블카를 타고 내려오는 중에 현지인들이 동양인 중 한국인들을 보면 어떻게 할 모양으로 쳐다봐서 혼이 났다. 임시방편으로 일본인 흉내를 내기 위해 간단한 일본말을 하고 다녔다. 버스로 이동 중에도 축구에서 졌다고 차량의 경적을 울리는 등 나름 살벌했던 기억이 난다.

뛰니까 살맛 납니다

다른 하나는 로마에서 아들과 급히 화장실을 찾아 뛰어다니던 일이다. 바티칸 성 베드로 성당 투어 중에 아들이 갑자기 "아빠 쉬 마려워"라고 말해왔다. 아들에게 조금만 참으라고 하고 주위 화장실을 찾았으나 관광객들로 인산인해人山人海였다. 할 수 없이 가이드에게 아들로 인해 일정이 늦어진 점에 대해 양해를 구하고 성베드로 성당의 주변 골목을 아들과 같이 뛰어다녔다. 다행히도 제주도 조그마한 마을처럼 생긴 골목이 보였다. 아들에게 마을 한 구석에서 오줌을 보라고 하였다. 아들이 잘 참아서 바지에 쉬를 하지는 않아서 고맙기도 했다. 아들이 볼일을 보고 난 뒤 잽싸게 우리는 다시 일행이 있는 곳으로 뛰기 시작했다. 혹시나 우리나라처럼 노상 방뇨로 경찰에 잡혀갈까 싶기도 하고 일행 일정에 지장이 있기도 하기에 우리는 마라톤이 아닌 100미터 달리기로 달렸다.

그때 당시에는 당황스러운 상황이었지만 지나고 보니 아들이 나에게 좋은 추억을 남겨준 것 같아서 아들에게 너무 고맙다는 생각이 든다.

미친 짓인가? 폭염에도 달린다

매년 8월 중순 과천 공원사랑 혹서기 마라톤에 참가했었다. 그 대회는 풀코스, 하프코스로 나는 풀코스 2번 하프코스 2번 참가해서 완주했었다. 말 그대로 사계절 중 제일 더워 쉽지 않은 마라톤이었다. 서울대공원 내 산책코스 편도 7km 정도를 6회 왕복으로 풀코스 완주를 하는 대회이다.

나를 아는 지인들은 나이 생각하라고 늘 걱정해주지만 알겠다고 하고 또 참가를 한다. 공원사랑 혹서기 마라톤대회는 다른 대회와 좀 다르게 달리는 주로에서 2.5km 내지 5km에서 간식으로 수박, 아이스크림 등을 제공한다. 특이해서 더 매력적으로 느껴지고 정이 가는 대회다.

서울대공원 주변 산책로인 주로는 평지가 없다. 풀코스를 달리는 내내 오르막과 내리막을 반복한다. 그래서 더 도전하고 싶고 한여름

뛰니까 살맛 납니다

대회여서 더 매력이 있다. 마라톤을 사랑하는 도전정신이 강하신 분들은 꼭 한번 도전해보실 것을 추천한다.

고향에 내려와서도 과거에 만끽했던 혹서기 마라톤을 잊을 수가 없었다. 고향에 내려온 후 처음 여름을 맞이했다. 한낮의 기온이 36.2도인 것을 보고 또 미친 짓을 시도하기로 했다. 가만히 있어도 온몸에 땀이 범벅인 날씨였다. 미쳤으니 나가기로 했다. 상의는 싱글렛, 하의는 숏팬츠를 입고, 전날 마시고 남겨둔 빈 콜라병에 달릴 때 마실 물을 채워 집을 나섰다.

나올 때 하루만 집에 두어도 한여름에 음식물 냄새가 진동하는 음식물쓰레기를 버리고 난 뒤 아디다스 러닝앱 달리기시작 버튼을 누르고, 평소 잘 듣는 음악을 틀었다. 폭염으로 길가에 사람이 없어 선탠주를 하기 위해 상의를 탈의하고 달리기로 했다. 산이 아닌 장소에서 선탠주를 해보는 것은 처음이라 멋쩍기도 했다. 그래도 달리기 시작하자 멋쩍던 마음도 금세 사라졌다. 미친 짓인 걸 알고 나왔지만, 후텁지근한 공기에 호흡이 어려웠다. 그늘이 전혀 없어서 더욱더 힘들었다.

"가자, 가자, 욱아 너는 할 수 있어" 외치면서 달렸다. 4km쯤 달렸을까? 맞은편에서 자전거를 타고 가시던 여성분이 "멋지세요" 하면서 엄지척을 해주었다. 힘들었던 기분이 일시에 전환되어 기분이 좋아졌다. "감사합니다" 하고 꾸벅 인사를 했다. 도전을 할 때 응원이

주는 힘은 대단하다. 일면식도 없는 분들이 힘내라고 응원해 주시는 것을 보고 감동을 받았다.

8km만 달리기로 하고 나왔으나, 조금 더 달려보기로 했다. 어느덧 지정한 반환점을 통과했다. 어제보다 더 나은 오늘을 나도 모르게 실천하고 있었다.

7km 지점에서 사이클을 타는 분들이 정자에서 휴식을 취하고 있는 모습이 보였다. 사이클을 타다가 더워서 쉬는가 생각하며 지나치는데 다들 일제히 박수를 치며 "파이팅입니다", "1등입니다"라고 큰 힘을 주었다. 100m만 더 가서 물을 마시려고 했는데, 힘도 나고 응원까지 받았는데 멈추면 좀 거시기해서 안 보이는 데까지는 더 힘차게 달렸다.

8.5km 지점에서 물을 마시면서 날씨를 보니 37도를 가리킨다. 급기야 가져온 얼음물마저 뜨끈뜨끈한 날씨다. 5km 지점에서 물을 반 이상 마셔서 반환점 이후로는 아껴서 마셨다. 달리기를 끝내고 남은 물을 마시기 위해서다.

물을 마시고 마지막 스퍼트를 하기 위해 무지막지 달렸다. 종착지에 도착해 거리를 확인하니 11km였다. 가져온 얼음물이 햇볕에 데워져 아주 따뜻한 물로 바뀌었지만 그래도 물맛은 좋았다. 물을 마시고 나서 잠시 휴식하는데 가볍게 부는 더운 바람이 참 시원했다. 평소 저렴하게 즐겨 마시는 커피를 사서 집으로 왔다.

뛰니까 살맛 납니다

혼자 살면 모든 것을 직접 해야 한다. 할인할 때 사둔 오리 로스를 해동하기 위해 미리 꺼내어 두고 욕실로 갔다. 입고 달린 옷과 양말을 바로 빨래하고 드디어 샤워를 했다.

덥고 피곤하다는 핑계로 달리지 않았다면 평상시와 다른 이 개운하고 뿌듯한 샤워를 맛보지 못했을 것이다. 그래서 나는 항상 운동을 나가야 할 때, 가지 말자는 뇌의 지시가 있을 때에는 운동 후에 먹는 시원한 물맛, 평소와 다른 운동 후에 샤워하는 기분을 상상하면서 운동을 나간다.

마찬가지로 만약 '이건 미루고 내일 빨래하지 뭐'라는 생각을 하였다면 다음날 후회했을 것이다. 해야 할 일이 쌓일수록 더 힘들어진다는 것은 누구나 알고 있는 진리이니 말이다. 그래서 나는 모든 일을 '그때그때' 하려고 노력하는 편이다. 이 또한 하나의 습관으로, 순간순간 쌓아올린 좋은 습관은 나를 이롭게 한다는 것을 알고 있었다.

해동한 오리 로스와 마늘, 손질해둔 양파, 오이, 고기쌈장, 소주 반 병, 계란프라이 2개를 해서 음악을 들으며 기분 좋게 시간을 보냈다. 후일 아프기 전까지는 남들이 미쳤다고 해도 나는 폭염마라톤을 계속할 것이다.

요즘 유튜브를 보면 나이를 불문하고 혼자 사는 사람들이 많다. 나도 마찬가지이다. 일평생 가족들과 희로애락을 같이 하고 떨어져 있어본 적이 한 번도 없어서 6개월 정도는 참 외롭고 뭘 어떻게 해야 할지 몰랐다. 28년간 아내가 해 준 따뜻한 밥과 아이들의 아빠에 대한 사랑을 받기만 한 것이 당연한 줄로만 알고 그렇게 나 자신에게만 관심을 가졌다. 공기의 소중함을 우리가 숨을 쉴 수 없을 때 알 수 있듯이 가족과 떨어져 있게 된 후에야 뒤늦게 고마움을 깨닫게 되었다. 그래도 죽기 전, 혹은 언젠가 아프게 되고 누구를 알아보지 못하거나 가족을 포함하여 누군가를 기억하지 못하기 전에 알게 되었다는 사실에 감사할 따름이다.

인내할 수 있는 사람은 그가 바라는 것은 무엇이든지 손에 넣을 수 있다.

He that can have patience can have what he will.

– 벤저민 프랭클린Benjamin Franklin

뛰니까 살맛 납니다

이봉주 선수에게 전하고 싶은 말

아파서 그런지 이봉주 선수가 생각이 난다. 너무도 안타깝다. 보스턴 마라톤 우승자인 이봉주 선수는 우승 이후 방송사 예능프로그램에 다수 출연하면서 인기를 모았다. 그런데 어느 순간 몸에 이상이 왔다. 자신의 의지와 관계없이 근육이 수축하여 몸이 뒤틀리거나 반복적으로 움직이는 질환인 '근육긴장이상증'이라는 희귀병 진단을 받았다. 재활치료 및 수술을 받았지만 아직까지는 지팡이를 짚고 다닌다.

이봉주 선수는 17세부터 매일 12km를 달렸다고 한다. 이봉주 선수는 2000년 시드니 올림픽에서 올림픽 메달 획득 유력후보였는데 20km 지점에서 다른 선수와 부딪히면서 넘어졌다. 포기하지 않고 끝까지 완주를 했으나 24위에 만족해야만 했다. 대회가 끝나고 진행된 인터뷰에서 이봉주 선수는 해당 선수를 원망하지 않는다고 했다. 이봉주 선수의 어머니는 아들에 대한 안타까운 심정으로 다른 선수에게 부딪혀 넘어지지만 않았더라도 우승했을 것이라고 아들을 위로 했지만 이봉주 선수는 자신이 넘어진 것이라고 했다.

또 1996년 애틀랜타 올림픽에서 그는 선두권을 유지하다가 마지막에 3초 차이로 남아공 선수 조슈아 투과니에게 금메달을 내어주고 은메달을 획득했다. 대회 이후 이봉주 선수는 많이 아쉬웠지만 은메달 또한 금메달만큼 소중하다며, 오히려 은메달을 받은 것이 롱런할 수 있는 비결이었던 것 같다고 회고했다. 그렇게 그는 지금까지 44번의 마라톤을 참가하고 41번의 완주를 했다.

이봉주 선수는 실로 프로 정신과 긍정의 아이콘이다. 2000년 시드니 올림픽대회의 결과에 대해 수용을 하고, 다음 해에 세계 6대 국제마라톤 중에 하나이자 국제마라톤대회 중 가장 오래된 보스턴 마라톤에서 우승을 거머쥐었다 좌절스러운 경험이 될 수 있었던 시드니 올림픽대회를 다음 성공의 발판으로 삼은 것이다.

2001년 보스톤 우승 이후 마라톤에 관심이 없는 사람들도 이봉주 선수를 모르는 사람이 없게 되었다. 그래도 그는 늘 겸손했다. 보스턴대회에 대한 질문이 나오면 그날의 우승은 우승할 실력이 아닌데 하늘에 계신 아버지가 도와주셨다고 답했다.

이봉주 선수에 대한 미담은 여러 일화로 전해온다. 처조카의 아버지가 안타까운 사고로 돌아가셨을 때 이봉주 선수는 직접 보호자가 되어주기 위해 입양을 했다고 전해진다.

뛰니까 살맛 납니다

또 그는 아프게 된 뒤에도 그 힘든 몸을 이끌고 장애인의 날에 봉사활동을 한다.

자타공인 건강이라면 자신 있어 할 인물이었던 그는 막상 아프게 되니 건강에도 겸손해지고 간호해주는 아내에게 늘 미안한 마음이라고 말한다. 이봉주 선수의 일대를 알아가며 그는 진정으로 겸손하며, 감사를 알고, 주변을 돌아볼 줄 안다고 느꼈다.

매스컴에서 접하는 그는 겸손하고 웃고 다니는 얼굴로 기억된다. 이봉주 선수는 아프고 난 뒤 다음과 같은 말을 했다.

"마라톤의 진정한 승자는 1등이 아니라 완주라고 생각합니다."

불과 수 년 전만 하더라도 이봉주 선수라면 당연히 과거의 건강, 영광을 오래도록 누리고 갈 것으로 생각했다. 하루아침에 그 당연했던 사실이 바뀌었다. 그의 전성기 시절은 내게 영원한 전설과도 같다. 그래서인지 그러던 그가 제대로 달리지 못한다는 사실을 새삼 상기하면 삶에 대해 많은 생각이 스쳐간다.

우리는 어느 누구도 앞날을 모른다는 사실을 뻔히 알면서 살아간다. 그 가운데는 우리가 전혀 예기치 못한 일들 또한 포함되어 있다. 이봉주 선수를 동경한 마라토너로서 내게는 그의 이야기가 유독 가깝게 다가온다.

평소에 건강 관리를 하는 사람과 하지 않는 사람의 건강 상태는 크게 차이가 난다. 우리는 건강을 위해 건강에 좋다는 각종 음식과 영양제를 챙겨 먹고, 운동을 하고, 정기 검진을 받곤 한다. 물론 건강은 활기찬 삶의 바탕이 되며 의심할 여지가 없는 분명한 미덕이다. 그러나 때로는 아무리 관리를 해도 나의 운명이 건강이 좋아지지 않거나 병이 찾아오는 경우가 있다. 그때에는 되돌릴 수 없는 인생이라는 자연의 명령을 긍정으로 받아들이고 남은 인생을 놀이를 하듯, 더 이상 숙제가 아닌 축제를 하듯 살아가면 좋지 않을까 하는 생각이 들었다.

암 병동에서 근무를 하는 사람들이 이런 말을 때때로 듣는다고 한다. 막상 본인이 암진단을 받았을 때 처음에는 "하필 나에게 이런 힘든 병이 왔냐"고 하지만 받아들이는 순간 모든 사물의 현상이 아름답다는 것이다.

건강할 때는 아침에 일어나면 눈부신 햇살이 저렇게 아름답다는 사실, 가족들이 그렇게 잔소리를 해도 '나를 사랑하는구나. 외롭지 않네' 싶은 생각, 갑자기 다른 세상으로 가는 것보다 인생을 정리할 시간을 준 것에 대한 감사 등 고마운 일투성이라는 마음으로 바뀐다고 한다.

이봉주 선수는 아파도 늘 웃고 다니고 늘 주위 사람들에게 고마워한다. 속으로는 사람들에게 말 못할 아픔을 참고 견디고 있을 것이다. 그런데 가족을 비롯하여 이봉주 선수를 응원하고 사랑하는 국민

뛰니까 살맛 납니다

들이 마음 아파할까봐 겉으로 드러내지 않는 것 같았다.

이봉주 선수도 사람인지라 과거 42.195km를 두 시간대에 달리던 선수가 지금은 비록 100m일지라도 좋으니 지팡이 없이 자유롭게 달려보는 것이 소원이라고 한다. 옛 어르신들의 말처럼 한 치 앞도 모르는 것이 인생임을 우리는 알고도 아등바등 살고 있는 것은 아닐까?

마라톤을 좋아하는 사람 중 1인으로서 이봉주 선수에게 이런 말을 전하고 싶다.

"항상 힘내시기를 마음 깊이 바랍니다! 수많은 마라톤 대회에서 포기하지 않고 이겨내어 정상에 오르신 것을 국민들은 진심으로 존경하고 있습니다. 사람이 살면서 누구에게나 시련은 온다고 합니다. 하늘은 시련을 먼저 주고, 그것을 잘 받아 이겨내는 사람에게 행복이라는 선물을 선사한다고 합니다. 마라톤의 힘든 여정을 누구보다 잘 이겨내신 만큼 이 시련도 반드시 잘 이겨내시리라 확신합니다. 특히 마라톤을 좋아하는 국민들은 본인의 아픔처럼 응원하고 있습니다. 진심으로 마음 깊이 응원합니다. 힘내세요!"

새벽 3시,
모든 사물의 침묵 속에서

모두들 잠을 자고 있다. 시계가 새벽 3시를 가리킨다. 치열하게 살고 있는 우리 인생도 이 순간만큼은 고요하다. 지금은 각자 자신의 뇌가 만든 꿈이라는 세상에서 살고 있다. 눈으로 보는 세상이 있고 마음으로 보는 세상이 있다. 뜬 눈으로 보지는 않지만 마치 현실처럼 착각을 하며 꿈 속 세상을 살고 있다. 그렇게 우리 인생에서 하루 8시간 잠을 자고 100년을 산다고 가정하면 무려 33년은 잠이란 세상에서 살아가는 셈이다. 하루를 마무리하고 잠을 자는 동안 내가 배우도 되고 타인도 등장시켜 몇 편의 영화를 만들고 있는 것이다.

은퇴 전에는 분주한 일상에서 수많은 사람들과 부대끼며 살다 보니 삶에 대한 철학적인 생각이 들 겨를이 없었다. 은퇴 이후 아침 시간이 많아졌지만 그럼에도 불구하고 시간을 더 내기 위해 새벽 3시에 일어나고 있다. 요즈음은 명상을 하며 이런저런 생각을 많이 하

뛰니까 살맛 납니다

게 된다. 특히 고요한 아침에는 그 누구와도 갈등이 없다. 오로지 나만의 시간을 가지는 것이다. 앞서간 옛 성인들의 내면을 조금이나마 볼 수 있는 책을 접하면서 남은 생을 한 번 더 생각하는 계기가 되는 시간을 만들었다.

최근에는 명상 외에도 나에게 또 다른 일과가 생겼다. 어느 날 사이클을 타고 가다가 문득 어릴 적 마당에서 키운 강아지 생각이 난 것이다. 내가 어릴 적에는 키우는 강아지에게 개 사료가 아닌 사람들이 먹고 남은 음식을 줬다. 당시에는 사료 자체가 없었고 반려견이란 말을 사용하지도 않을 때여서 밖에서 그냥 막 키웠다고 보면 된다. 그래도 개들은 밥을 주는 주인 말을 참 잘 들었다. 모르는 사람들이 와서 짖을 때 시퍼런 이빨이 있는데도 혼내는 주인에게 반항하기는커녕 "깨깽" 하는 충성 어린 강아지들이 많았다. 내가 키운 족보 없는 똥개도 말을 참 잘 들었다. 그런데 어느 날 학교를 갔다 오니 강아지가 없었다.

어머니에게 "개 어디 갔어요?"라고 물어보니 다른 데 보냈다고 했다. 잘 따르던 개가 없게 되니 그때를 생각해보면 참 서운하고 힘들어했던 것 같다. 그런데 나중에 알고 보니 이모집에 갖다 주었는데 강아지를 그만 보신탕으로 잡았다고 하여 어린 마음에 어이가 없기도 하고 지켜주지 못해 너무 미안했다.

나이 들어 고향에 혼자 내려와 있다 보니 그 어릴 적 친구가 생각이 나서 '한번 키워볼까?' 하는 생각으로 어린 강아지 입양하는 곳을 찾아보았다. 마침 가까운 애견호텔에 국민강아지라고 불리우는 말티즈를 입양하는 곳이 있었다. 사장님께 통화를 해보니 지금은 태어난 강아지가 없고 올가을쯤 태어날 강아지가 있을 것 같다고 하여 태어나면 연락을 달라고 했다.

흔히들 외로움은 사치로 안다. 맞는 말일 수도 있다. 그렇지만 그 외로움으로 죽는 사람도 있다. 물론 먹고 살기 바쁜 사람들은 외로움을 가질 여유가 없을 것이다. 먹고 살 만하니까 그런 소리를 하지라고 남의 일을 함부로 말하는 사람들에게 나는 동의하지 않는다. 죽지 못해 산다고 하는 사람들보다는 죽음을 택하는 사람들에게 얼마나 더 절실한 사정이 있겠는가? 육체적으로 못 먹어야만 더 힘든 것인가? 어쩌면 정신적인 것이 더 중요한지도 모른다.

고향에 홀로 내려와 지낸 시간이 6개월밖에 되지 않았지만 체감으로는 6년이 넘은 것만 같다. 처음 겪어본 외로움을 어떻게 다루어야 할지 한번 생각해봤다. 외로움을 느끼는 것은 다른 사람에게 의지하고 싶은 심리, 도움을 받고 싶은 심리, 누군가에게 위로 받고 싶은 심리, 나의 마음을 좀 알아주었으면 하는 마음에서 비롯한 게 아닐까 싶다. 자 그럼, 그 마음을 잘 보내주려고 노력을 해보면 어떨까?

나는 2012년도에 시작한 티브이 프로그램 〈나는 자연인이다〉를

뛰니까 살맛 납니다

즐겨 본다. 은퇴하고 고향에 내려온 후로 거의 전편을 본 것 같다. 거기에는 대부분이 사업 실패, 질병, 대인관계 실패 등 다양한 사연을 안고 산에 들어와서 살아가는 '자연인'들이 나온다. 이들은 사람을 피해 산속으로 들어갔지만 놀랍게도 방송국에서 나온 사람들을 아주 많이 반기는 것을 볼 수 있다. 외롭다는 것이다. 태어나서 우리에게 꼭 필요한 것은 의식주만이 아니다. 그에 대한 아쉬움을 이야기하는 자연인은 없었다. 어찌 보면 외로움은 삶에서 의식주의 궁핍만큼, 혹은 누군가에겐 그보다 더 견뎌내기 어려운 것인지도 모른다. 모든 세속적 욕망을 내려놓은 자연인에게도 묵묵히 견뎌내기 쉽지 않은 것이 외로움이지만 자신만의 방법으로 외로움을 관리하는 법을 배워 보면 어떨까 하는 생각이 든다.

때때로 너무 외롭다는 생각이 들면 혼자 되뇌이는 생각이 있다. '외로움을 달래기 위해 무작정 사람을 만난다고 해소가 될까? 내 마음을 모두 이해 받고 공감 받을 수 있을까?' 사람들은 각자 짊어진 무게가 다르다. 때로 이해 받고 공감 받는다면 감사한 일이지만, 누군가에게 내 모든 것에 대한 이해와 공감을 구할 수만은 없다. 그저 〈나는 자연인이다〉를 보면서 위로를 받기도 하고, 누군가에게 의존하고 싶은 마음, 기대고 싶은 마음, 누군가 알아봐주기를 바라는 마음 등에 대해 한 번 더 돌이켜보게 된다. '혼자를 잘 보살피는 것' 또한 연습이 필요하고 습관이 필요한 것이다.

가족들과 떨어져 지내면서 혼자 마음대로 생활을 꾸려갈 수 있다고 해서 내 생활의 모든 면에 만족하며 살 수는 없다. 모든 것을 가질 수는 없는 법이기에 어느 한쪽은 포기를 하여도 가족에 대한 마음을 잘 간직하고 그 마음만큼 하루하루를 충실히, 조바심을 갖는 대신에 나의 성장을 위해 충실히 살아간다면 후회하지 않는 삶을 살지 않을까 생각한다. 그렇게 열심히 살다 보면 예전처럼 가족이 함께하는 시간들이 많아질 것이다. 나도 처음 내려와서는 술도 많이 마시고 열심히 하던 운동도 하지 않았다. 외로워서다. 그렇지만 지금은 앞에서 말한 것처럼 생각을 바꾸었다.

자주 마시던 술도 이제는 부득이 술을 마셔야 할 때 딱 한 병까지만 마신다. 평상시 술은 소량으로, 매주 금요일 또는 토요일에는 고생한 나에 대한 보상으로 기분 좋게 마셔준다. 그 외에는 달리기, 근력운동, 독서, 산책을 통해 나를 되돌아보는 삶을 살아가고 있다.

물론 혼자 있는 외로움을 보완하는 일환으로 강아지 입양을 알아보았던 것이다. 사장님께서 키우는 동안 케어비로 차감하는 비용 외에는 입양비는 안 받으신다고 하여 감사했다. 공감은 아니어도 항상 나를 반겨주는 친구인 강아지, 내 말에 반대가 없는 강아지, 내게 많은 것을 기대하지 않고 가끔 귀여움으로 나를 응원해주는 강아지면 충분하고도 넘치지 않는가!

뛰니까 살맛 납니다

추석에 갑자기 애견호텔 사장님으로부터 연락이 왔다. 추석 이후에 태어난다고 하던 강아지가 '더도 말고 덜도 말고 한가위만 같아라'라고 하는 추석에 태어났다. 공주 한 마리와 왕자 두 마리가 추석에 복덩이로 태어났다고 했다. 한가위 명절에 태어난 강아지라 더 의미가 있었다. 공주를 원했으나 사전예약이 있었다고 하여 조금 아쉬웠지만 왕자로 정하고 20일 후 강아지들이 눈을 뜨면 어느 강아지를 데려갈 것인지 선택하라고 하였다.

이름을 미리 지어주면 두 달 후 입양하기 전까지 대표님이 미리 이름을 불러 주면 좋지 않겠냐고도 신경써주셨다. 그래서 "세리, 가을이, 아서" 등등을 생각하다가 "바람"이라는 이름으로 정했다. 그런데 곰곰이 생각해보니 내가 일이 있는 날 바람이를 혼자 두고 자리를 비우면 바람이가 많이 외로울 것 같았다. 그래서 다른 생활비를 많이 절약해야 하더라도 형제들을 같이 데리고 오기로 했다. 그 대신 사장님께서 케어비용을 많이 할인해주셨다.

평소에 나는 예명으로 윈드보이wind boy를 사용하고 있다. 그래서 추석복덩이 반려견 중 형은 바람이로 이름을 짓게 되었다. 반려견과 일심동체가 된 기분이었다. 그리고 바람이와 함께 올 아우의 이름은 하늘이로 지었다. '바람이' 와 '하늘이' 이름 그대로 자연인 바람과 하늘이다. 사장님도 오래 애견호텔을 운영하면서 수많은 이름을 들었음에도 상당히 예쁘고 잘 지은 이름이라고 말씀해주셨다. 다른 곳으로 입양되어 가는 친구는 추석에 태어났다고 '송편'이라고 지었다고 알려주셨다. 속으로 송편도 귀여운 이름이지만 내가 지은 이름이 조금 더 멋지다는 생각이 들었다.

인생은 바람처럼 왔다가 바람처럼 간다고 했다. 어느 불교 법문에서 듣기를, 눈에 보이지 않는 영혼이 잠시 빌린 우리의 육체 속으로 바람을 타고 들어왔다가 몸의 수명이 다하면 육체를 떠나 다시 영체로 바람을 따라 돌아간다고 들었다. 강아지도 사람처럼 영혼이 있는 생명체이니만큼 나에게는 특별한 의미가 있는 이름으로 생각되는 단어로 지었다. 바람이의 아우 하늘이의 이름도 사전에 '지평선이나 수평선 위로 보이는 무한대의 넓은 공간'이라는 깊은 뜻이 있어 선택했다.

이름을 짓고 나니 첫 단추부터 잘 끼워지는 느낌이 들었다. 추석에 태어난 바람이와 하늘이가 내게도 복덩이가 되어주기를 진심으로 바란다. 나 역시도 바람이와 하늘이에게 주인을 잘 만나 무지개다리를 건너기 전까지 이 세상에 잘 왔다가 간다는 생각을 가질 수 있도록 최선을 다해 잘 돌봐주고 싶다. 두 강아지의 생명을 지켜줘야 하기에 좀 더 일찍 자면서 기존의 루틴인 새벽 3시는 그대로 계속 유지해 나갈 것이다. 우리 한번 잘 지내보자. 바람아, 하늘아! 잘 부탁해.

뛰니까 살맛 납니다

50대의 기초체력관리법

은퇴 후 나는 고향으로 내려와 아침에 기본 10km 이상을 달린다. 이렇게 달리기로 하루를 시작하고, 아침으로는 가볍게 닭가슴살 한 조각 등으로 배를 채운다. 식사 후에는 수시로 책 읽기와 강의 준비에 집중하며 철봉과 덤벨, 아령 등으로 잠깐 쉬는 시간을 이용하여 근력운동을 한다. 틈만 나면 운동을 하는 것이다. 땀을 흘리고 나면, 복잡한 생각들이 정리가 되고 개운해진다.

과거에 술을 좋아한 나는 술로 복잡한 생각이나 문제를 해결하려고 했다. 돌이켜 보면 바보 같은 짓이었다. 물론 지금도 술을 하지 않는 것은 아니다. 끊으려고 노력해보았으나, 기분 좋게 적당히 마신 술은 삶에 활력소가 된다고 생각되어 소량으로 마신다. 강박적인 사고보다는 꾸준히 건강한 생활을 하면서 내 나름의 즐거움을 찾는 방편이다.

❶ 무리하지 않고 30분 이내의 본인이 좋아하는 운동 하기

❷ 가볍게 달리기. 운동을 오래도록 하지 않은 경우 빠른 걸음으로 30분 남짓 걷기

❸ 운동할 때 핸드폰을 끄거나 소지하지 않기

❹ 가리지 않고 먹되 좋아하는 음식이 있어 과식을 한 경우에는 식사 30분 후 반드시 운동하는 습관 들이기

❺ 적어도 7시 전까지는 하루의 식사를 모두 끝내기
처음에는 배고픔이 힘들지만 습관이 되면 참을 만하고 자연히 늦게 먹지 않게 된다.

❻ 수면을 충분히 하기

❼ 100세까지 건강하게 살면 좋지만 현실이 그렇지 않으니 하루하루를 즐겁게 사는 마인드 갖기

❽ 피해를 주지 않는다면 남의 시선 따위는 신경 쓰지 말고 내가 하고 싶은 운동하기

❾ 나이 들수록 적게 먹고, 뒷정리하기 귀찮으니 하루 한 끼 반 정도 먹는 연습하기
나이 들수록 과식을 줄이는 게 좋다고 한다. 또는 반대로 의무감으로 음식을 섭취할 필요도 없다. 먹는 것도 습관이다. 소식은 몸에도 좋다.

❿ 50대 이후에는 상체보다는 하체가 더욱 중요하므로 코어 운동인 행잉 레그레이즈와 플랭크, 하체 운동이면서 맨몸 운동

이기도 한 스쿼트와 런지, 풀업(턱걸이) 및 푸시업은 근력이 감소되는 시기에 나이로 인한 근감소증 등을 예방할 수 있게 도와준다.

사람들이 근력 운동을 하거나 유산소 운동을 위해 헬스장을 많이 이용한다. 보통 유산소 운동기구인 러닝머신을 이용하는데 나는 헬스장의 러닝머신을 절대 이용하지 않는다. 전에는 가끔 러닝머신을 이용하곤 했다. 그러나 어느 날 햇살이 눈부신 날에 러닝머신을 이용하다가 헬스장 창가로 들어온 햇살에 비친 먼지를 보고 '운동을 하면서 깊은 숨을 몰아쉬는 내가 이 먼지를 마신다니 건강이 아니라 죽으려고 작정을 하는구나'싶은 생각이 들었다. 그래서 그 이후로는 헬스장을 가더라도 러닝머신을 이용하지 않을뿐더러 러닝머신을 이용하는 사람이 있으면 근처에서 근력운동을 하지 않는다. 그래서 시골에 내려와서도 은퇴 후라 돈도 아껴 써야 하지만 헬스장을 가지 않고 꼭 필요한 운동기구만 저렴하게 따로 구입하여 집에서 근력운동을 하고 있다. 경제적인 면에서나 건강 면에서 똑똑한 방법이라고 생각했기 때문이다.

나의 인생마라톤과 마라톤

56년 전에 태어나 빨리 달려온 날도 있고 느리게 걸어온 날들도 있었다. 아주 넉넉하게는 태어나지는 않았지만 부모님의 사랑으로 뛰다가 걷다가 여기까지 잘 왔다. 서울에서 아내와 가족들과 있을 때는 내가 살아온 삶에 대해 깊이 생각을 하지 못했다.

그러나 은퇴를 하고 지금 고향에 내려와 내가 달려온 지난 인생에 대해 많은 것을 생각해 보게 된다. 나의 과거는 훌륭했던가? 후회는 없는가? 내가 젊은 시절 목표한 것은 이루었는가? 앞으로 남은 여정은 잘 달릴 수 있을까?

혼자 잘 뛰어서 내가 목표한 지점에 도달할 수도 있겠지만 주변 사람과 환경, 시대 흐름 등도 맞물려야 할 것이다. 어쩌면 이것도 인간의 욕심인지도 모르겠다. 과거 조선시대 임금의 평균 수명보다 오래 살았으니 그에 만족하면서 너무 신중하게 살기보다는 마음 맞는

뛰니까 살맛 납니다

사람들과 응원하며 인생을 뛰어가는 것도 좋은 방법일 듯하다.

살아가면서 죽어라 노력해도 안 되는 것은 안 되고 대충하거나 우연하게 한 일들이 아주 잘되기도 하듯이 요즘은 과하지 않게 힘을 빼려고 하고 있다. 고향에 내려와서 집 주변에 어머니도 뵈러가고 형과 동생도 가끔 만나고 있지만 서로가 바쁘게 살아가고 있어서 자주 보지는 못한다.

그래서 서울에서 아내, 아들, 딸과 같이 있을 때는 몰랐던 외로움을 씻어 내고 있다. 열심히 그러나 과하지 않게 운동을 하고 지내는 것처럼 스트레스 받지 않는 범위에서 최선을 다해 일상을 즐기려고 한다. 이제는 생각이 나를 괴롭힐 때는 예전처럼 술을 마시기보다 밖에 나가 숨이 턱에 차오를 때까지 달려 잡생각을 없애고 집에 와서 샤워한 후 다시 근력운동을 빡세게 한다. 향후에는 내 위주가 아닌 가족 위주로 남은 인생을 살아야겠다는 깨달음을 얻고 있는 중이다.

이제 강아지가 오면 더 바빠질 것이다. 두 생명과 지내야 한다. 그 친구들과 교감하면서 산책길을 같이 달릴 것이다. 주인을 잘못 만났는지 잘 만났는지는 바람이나 하늘이한테 물어봐도 알 수는 없겠지만 느낌으로 아는 날이 오겠지. 우리는 같이 달릴 것이다. 우리 애들이 오면 하루하루 동영상을 찍어 유튜브에 올려서 바람이와 하늘이와의 일기로 만남부터 언젠가 헤어질 날까지 남을 수 있게 하고 싶다.

입양 1일부터 무지개다리를 건널 때까지 아니 내가 먼저 요단강을 갈지는 모르지만 있는 동안 아빠가 아닌 친구처럼 잘 지내볼 생각이다.

물론 그동안 잘 챙겨주지 못한 유일아들과 유일딸은 두말할 나위도 없다. "아빠가 유일아들과 유일딸에게 그동안 아빠라는 권위만 부리고 친구처럼 잘 대해주지 못했다는 생각이 자꾸 들어 가슴이 아프다. 아직은 늦었다고 생각 안 하고 이후로 아빠가 사는 동안 최선을 다 할게. 늘 고마워! 유일사랑(아내), 유일아들, 유일딸. (휴대폰에 저장된 가족 호칭). 지금은 잠시 떨어져 있지만 다시 우리 가족이 모일 때는 웃음 가득한 가족이 되도록 아빠 먼저 실천할게! 잠시 혼자 왔다가는 인생 사는 동안 힘들겠지만 서로 응원해주며 건강하고 행복하게 살자!"

우리들은 인생을 마라톤에 비유하곤 한다. 길다면 길고 짧다면 짧은 것이 인생이다. 또 사는 건 힘들고 고해다. 돈이 있든 돈이 없든 그 환경에서 고민과 어려운 점은 누구나 있다. 인생에도 정답이 없듯이 마라톤에도 정답은 없다. 남이 말한 것, 대중이 보편타당하다고 하는 삶이 과연 내가 찾는 삶의 정답일까? 수학 공식도, 덧셈, 뺄셈, 곱셈, 나눗셈도 인간들의 약속이지 정답은 아니다. 어떠한 이론도 시대적 배경이나 환경에 따라 다르고 심지어 같은 시대를 사는 사람들끼리도 각자 자기들 말이 옳다고 다툰다.

우연히 일치하는 경우도 있겠지만 살아온 환경, 체질, 주변 여건

뛰니까 살맛 납니다

은 피가 섞인 부모형제도 다르다. 그런데 그것이 마치 정답인 양 우리는 배우고 따라 한다. 어떤 경우는 죽도록 싫은데도 '그렇게 하면 정답이겠지' 하고 배우고 따라 한다. 물론 따라 해보는 건 좋지만 아니다 싶으면 오래 하지 않아야 한다. 내게 맞지 않은 옷을 최대한 빨리 벗고 맞는 옷으로 갈아입어야 되는 게 아닐까!

코끼리는 어릴 때 쇠사슬에 묶여 있다가 커서 그 쇠사슬을 끊을 수 있는 힘을 가졌음에도 불구하고 끊지 못한다고 한다. 우리 역시 그 쇠사슬을 끊을 수 있는데도 시도해보지 않고 살아가고 있지는 않은가? 과거의 생각과 편견을 홀홀 털어버리고 다시 한 번 달려보면 어떨까? 나는 그동안 많은 시행착오를 겪으면서 몸에 맞는 인생 옷을 입으려고 노력하고 있고 현재도 진행형이다.

인생도 마라톤도 적극적으로 내 몸에 맞는 옷을 찾아야 하고 찾지 않으면 변화의 기회는 찾아오지 않는다. 나는 열심히 새로운 것에 도전하여 이렇게도 입어보고 저렇게도 입어보면서, 내게 맞는 나의 인생옷과 나의 마라톤옷을 입고 또 입어보고 있다. 누군가의 몸에 맞추려고 하지 말고 오로지 내 몸에 최대한 맞게 입는 인생이 후일 잘 살았노라고 웃음 짓는 자가 되지 않을까 싶다.

나는 현재까지 42.195km까지만 뛰었다. 그 이상은 달려본 적이 없다. 나에게는 이것도 힘들다. 그래도 42.195km는 몸이 허락하는 한 달릴 것이다. 나는 지금까지 풀코스 마라톤을 20번 넘게 도전을 했다. 물론 모두 완주는 했다. 뇌출혈이란 친구가 왔던 나에게는 말도 안 되는 힘든 여정이었다. 물론 나보다 훨씬 잘 달리고 한 달이 아니라 매주 대회에 참가하는 분들도 많다. 참 대단한 분들이다. 난 더 긴 달리기는 하지 않을 것이다. 그러나 지금 50대 중반이니 20년만 더 해서 70대 중반까지는 42.195km를 달릴 것이다.

인생과 마라톤의 차이점

- 인생은 오르막이 좋지만, 마라톤은 내리막이 좋다.
- 인생은 가다가 행로를 변경해서 가도 되지만 마라톤의 주로 변경은 곧 포기를 뜻한다.
- 인생은 출발지는 같지만 종착지는 각각 다르고 마라톤은 포기하지 않은 이상 종착지는 같다.
- 인생은 연습이 없고 마라톤은 대회 참가 전 연습을 많이 하면 완주뿐 아니라 달리는 동안 수월하게 달릴 수 있다.
- 인생은 참과 거짓이 있지만 마라톤은 거짓 달리기는 절대 용납이 안 된다.
- 인생은 달리다가 힘들면 쉬고 다시 달리면 더 좋을 수도 있지만 마라톤을 쉬거나 걸어가면 완주하기 힘들다.
- 인생은 목표지점이 요원해 보여도 한번 생각과 마음을 고쳐먹고 달리면 멋진 완주가 될 수 있지만, 마라톤은 달리다가 한번 지치면 아무리 마음을 고쳐먹고 에너지 음료수 등을 마셔도 완

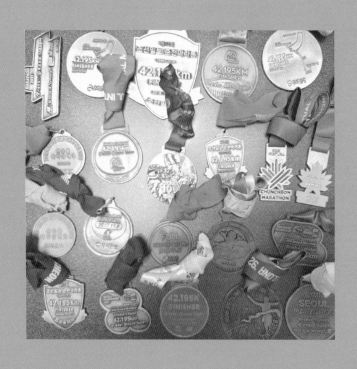

인생완주를 하고 나면 살아온 달리기가 허무하지만
마라톤 완주에 대한 환희는 말로 할 수가 없다.

주는 쉽지 않다.

• 인생을 완주하고 나면 살아온 날들이 때로 허무할 때도 있지만 마라톤 완주에 대한 환희는 이루 말로 할 수가 없다.

인생과 마라톤의 공통점

• 시련과 고난이 따른다.

• 결국은 혼자다.

• 출발선이 같다.

• 시련과 고통을 포기하지 않고 잘 이겨내면 완주를 잘하게 된다.

• 무리하면 반드시 탈이 난다.

• 본인 체력에 맞는 거리를 달려야 한다.

• 인생이나 마라톤이나 뛰다가 쥐가 났을 때 잠시라도 쉬어야 한다.

뛰니까 살맛 납니다

마라톤대회 참가 일정 및 건강관리에 유용한 사이트

❶ 마라톤 온라인 http://www.marathon.pe.kr

❷ 러닝고고 홈페이지 http://runninggogo.com

❸ 전국마라톤협회 http://www.run1080.com

❹ 한국마라톤협회 http://www.amarun.com

❺ 스포츠 브랜드 마라톤대회(나이키, 아디다스, 뉴발란스, 아식스, 데상

    트, 미즈노, 리복, 푸마, 멘즈헬스 등)

❻ 전국 마라톤대회

  〈마라톤 온라인〉 사이트에서 보고 참가

  - 전국: 동아일보서울국제마라톤, jtbc서울마라톤, 코리아드림전국

    마라톤, 그린리본마라톤, 국제평화마라톤

  - 서울: 서울달리기, 금천사랑마라톤, 영등포구청장배마라톤, 노원

    구청장배마라톤, 동대문마라톤, 바다의 날 마라톤, 시각장애인

과 함께하는 어울림마라톤

- **강원도**: 조선일보춘천국제마라톤, 철원DMZ국제평화마라톤, 삼
  척황영조마라톤, 홍성마라톤
- **충청도**: 동아일보공주백제마라톤. 부여굿뜨레마라톤, 대전서구
  청장배마라톤, 당진마라톤, 대청호마라톤, 충주앙성비내길마라
  톤, 보은속리산단풍마라톤, 유성국회마라톤
- **경상도**: 대구국제마라톤, 영남일보국제마라톤, 동아일보경주국
  제마라톤, 창원야철마라톤, 안동마라톤, 달서하프마라톤, 울산
  염포산마라톤, 청도반시전국마라톤, 포항철강마라톤, 청송사과
  마라톤, 거제시장배 섬꽃 전국마라톤, 부산바다마라톤
- **경기도**: 과천공원사랑 혹서기마라톤대회, 경기마라톤, 김포한강
  마라톤, 강화해변마라톤, 화성효마라톤, 여주세종대왕마라톤,
  오산독산성전국하프마라톤
- **제주도**: 제주국제관광마라톤, 아름다운제주국제마라톤, 제주국
  제평화마라톤, 제주감귤국제마라톤

※ 이 밖에도 연중 내내 다양한 마라톤대회가 많이 있고 마라톤대회를 달리
다가 조금 식상해서 더 전문적으로 달려보자고 울트라마라톤을 하시는 분
들도 계시고 산이나 계곡을 달리는 트레일런, 알몸 마라톤, 듀애슬론(자전
거+마라톤등), 장애물마라톤, 이색마라톤 등 마라톤대회가 다양하다. 위의
마라톤대회 중 풀코스 및 하프코스 마라톤이 없는 대회도 많다.

❼ **세계 6대 마라톤대회**(일반인 참가자격은 대회마다 차이가 있음)

- 보스턴마라톤(4월), 도쿄마라톤(2~3월), 런던마라톤(4월), 베를린 마라톤(9월), 시카고마라톤(10월), 뉴욕마라톤(11월)

※ 세계 6대 마라톤을 모두 완주할 경우 특별한 메달을 수여한다고 한다. (현재 8천 명 정도의 러너 세계 6대 마라톤 완주, 한국인 러너도 70명 정도 완주)

❽ **포토스포츠**(대회 후 마라톤 참가대회에서 본인 마라톤 기념사진을 남기고 싶을 때 주로에서 본인들이 달리는 사진을 배번호나 본인의 이름으로 검색하면 유료출력 가능)

❾ **러닝 앱**

- **런데이**RunDay **앱**: 처음 달리기를 하시는 분들께 유용한 앱
- **나이키런클럽**Nike Run Club : 나이키 러닝코치 앱
- **런키퍼**Runkeeper : 달리기 추적기 앱
- **립**Leap : 러너/런 트래커 체중감량 앱
- **스트라바**Strava : 달리기 라이딩 하이킹 앱
- **리히브**Relive : 달리기 라이딩 하이킹 앱

❿ 일상생활에서 걷기 달리기: 필요시 TOSS 앱 만보기 및 TOSS 걷기대회, 계단오르기 앱 등